卡莱-热尔曼

运动解剖书

运动者最终要读透的身体技能解析书

【法】布朗蒂娜·卡莱-热尔曼◎著　张　芳◎译

ANATOMIE
POUR
LE MOUVEMENT

北京科学技术出版社

著作权合同登记号　图字：01–2013–5052

图书在版编目（CIP）数据

　　运动解剖书：运动者最终要读透的身体技能解析书 ／ (法)卡莱－热尔曼著；张芳译．—北京：北京科学技术出版社，2015.3（2024.9 重印）
　　ISBN 978-7-5304-7462-4

　　Ⅰ．①运… Ⅱ．①卡… ②张… Ⅲ．①人体解剖学 Ⅳ．①R322

　　中国版本图书馆CIP数据核字(2014)第238268号

策划编辑：孔 倩	电　话：	0086-10-66135495（总编室）
责任编辑：邵 勇		0086-10-66113227（发行部）
责任校对：贾 荣	网　址：	www.bkydw.cn
图文制作：艺典华章	印　刷：	三河市国新印刷有限公司
责任印制：吕 越	开　本：	710mm×1000mm　1/16
出 版 人：曾庆宇	字　数：	328千字
出版发行：北京科学技术出版社	印　张：	18.75
社　　址：北京西直门南大街16号	版　次：	2015年3月第1版
邮政编码：100035	印　次：	2024年9月第23次印刷

ISBN 978-7-5304-7462-4

定价：89.00元

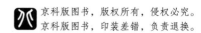

序

解剖学工作者长久以来关注的焦点围绕在如何尽可能地对形态结构进行清晰的描述。如同内脏器官方面的研究，对运动器官的研究状况依然如此：或者尚未深入了解其功能，或者是在与解剖学脱离的情况下对其进行描述。

在 20 世纪初期，通过对肌肉活动与关节功能的关注使得解剖学中关于运动器官的描述渐趋完整，但我们依旧停留在生理学基础分析的阶段。后来，生物力学家们开始对结构的内部功能感兴趣，如弹性、应力等等，然而对功能的实际研究仍然少之又少。

不管采用何种方法，我们的研究仍旧停留在实验室的封闭空间里，而实验室并没有真正重视功能的研究。

我们往往把功能这个概念描述为效能，从而忽略了它的作用过程。与此同时，为了体现这种表达效果，我们将身体置于各项技术性指标下描述。

运动疗法之所以能够促进机体愈合，是因为对神经生理学与解剖力学要素的分解分析，这种方式能帮助我们更好地确定治疗效果和了解其作用机制。

许多对身体技巧领域（如舞蹈、哑剧、戏剧、瑜伽、放松疗法等）感兴趣的人，他们期望通过运动疗法理念来找到有助于不同身体技巧运用的静态、动态分析方法。这就是布朗蒂娜·加莱－热尔曼从一名舞蹈家到运动治疗师所经历的过程。

她认识到对身体准确的认识能够使舞蹈家最大程度地受益，所以她设计了一种能适应他们需要的教学法，即对结构与运动的同步讲解有助于更加容易地完成一个动作。

众多舞蹈家受到吸引，紧接着，其他各类从事肢体表现工作的人士也纷至沓来学习她的课程。她的理论并不单纯属于解剖学，也不是单纯的运动讲解，而是"运动解剖学"，即她为本书选定的主题。该书是一本实用的概要，简明易懂，书里仅对运动中涉及的必需的解剖知识予以说明。

我带着喜悦见证这个理论的诞生发展、教学的开展以及这部作品的最终问世，多年的思索和教学实践都在该书中得到了体现。需要同时具备舞蹈与运动疗法这两个领域的从业经验、涉及的相关理论知识，以及把知识传授于人的愿望才能使这本书顺利问世。

我对布朗蒂娜的认识可追溯到她攻读运动疗法的时候，由于多年的交往，我见证了她作为运动治疗师的素质、她的聪明才智以及她的教学风格。

该书传递信息的方式甚为独特，因为在书中的文字和插图是相互贯穿的（它们都是别出心裁的），并且姿势和运动均举例分析。

该书适用于所有从事运动及相关职业的人，同时也适用于需要对这个领域加深认识的初学者，对其他人来说是一本参考书。

我衷心希望它取得成功。

雅克·萨米埃尔博士

法国整形外科与推拿学院院长

雅维尔路 118 号乙

75015 巴黎

1984 年

前　言

在本书编写中有些比较独到的观念，我们想在此提请读者注意。

本书介绍的一些解剖学基础知识，都是与运动相关联的。颅脑、内脏、神经系统以及循环系统研究没有列入本书，在此仅仅是对骨骼、关节和肌肉进行研究。

为了避免重复啰唆以及大篇幅的问题，每个章节的写作方案并不是完全一样的。有时我们把身体不同的部位放在一起进行研究，因为是同样的肌肉使他们产生运动。然而，重复阐述在所难免，因为每个部分的描述都有一定的局限性，如此一来，重复描述会使介绍更加全面。

正文文字有两种字号：较大字号的文字阐述基本概念，而较小字号的文字则解释细节。各结构的拉丁名称紧跟相应名词之后。

插图通常展现的是右侧，目的在于使定位与方向变得更直观易懂。

为了更清楚地看见关节表面，在绘图过程中有意拉大了各骨的间距。

每块肌肉都是单独绘出，而没有周围器官的陪衬。这样能使读者更好地掌握它们的功能。

通常在对其功能进行介绍之后，会补充它的支配神经的分布。

第一章是概论（简短的），目的在于让读者认识一些术语，这些术语在以后的章节中都会见到。所以对于初学者来说，这是必备的基本功。

在了解了基础概念之后，接下来我们就可以从任意一个章节开始阅读，但是我们还是建议依照本书顺序展开学习。

这本书作为运动解剖学的入门，目的在于使读者熟悉专业术语以及必要的基本概念，为日后深入研究奠定基础。

目　录

第一章 概 论

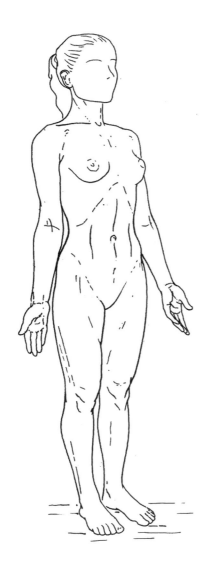

解剖学姿势

在运动解剖学中我们主要观察三个系统：

- **骨骼**；
- **关节**，骨骼之间通过关节联结；
- **肌肉**，肌肉收缩牵引骨骼产生关节的运动。

对一种运动下定义比较困难，因为其方向难以确切描述，并且通常包含多个关节的参与。

这样就形成了一些习惯：

- 研究对象为每个关节的构成（研究初期）；
- 对每个关节运动的研究仅限于它在三个面内的运动（见第 8 页）；
- 所有运动都是从标准解剖学姿势的角度来描述的。

解剖学姿势

解剖学姿势即：身体直立，双足并拢且平行，双臂下垂，掌心向前。

这并非我们日常的姿势，但在人体解剖学中，我们以这个姿势为基准来描述所有的运动。

人体的运动面

解剖学中，我们认定所有的运动发生在三个面内。

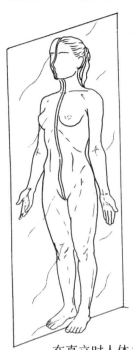

矢状面：从人体前后方向将身体分为左右两部分的平面。
矢状面有无数个，彼此互相平行。

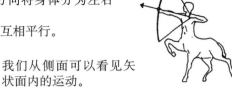

我们从侧面可以看见矢状面内的运动。

在直立时人体关节在矢状面内发生向前的运动叫作**屈**。

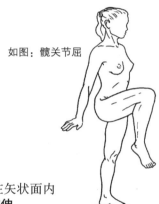

如图：髋关节屈

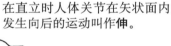

例外情况：
肩关节上举

在直立时人体关节在矢状面内发生向后的运动叫作**伸**。

例如：颈关节伸

踝关节背屈

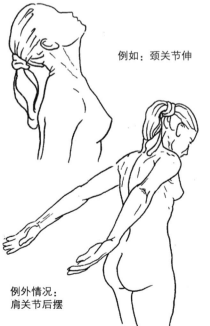

例外情况：
肩关节后摆

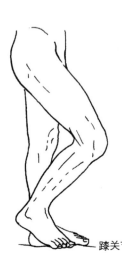

跖关节屈

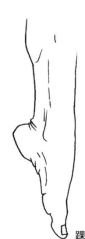

踝关节跖屈

人体的运动面（续）

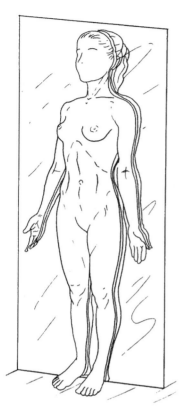

冠状面：沿人体左右方向将身体分为前后两个部分的平面。

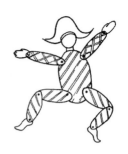

我们可从正面看见冠状面内的运动。

冠状面内身体某个关节发生运动：

－骨骼向人体正中线靠近的运动称为**内收**。

例如：髋关节内收

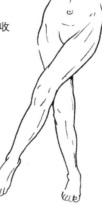

－骨骼远离人体正中线的运动称为**外展**。

例如：肩关节外展

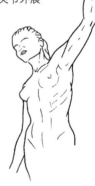

躯干和颈在冠状面内的运动称为**侧屈**。

例如：右侧屈

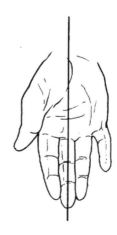

手掌和脚掌在冠状面内的运动分别通过手中心线（位于中指上）和足中心线（位于足第三趾上）来判断。
例如：拇指与小指远离手正中线叫外展，虽然它们整体上并没有远离身体的正中线。

人体的运动面（续）

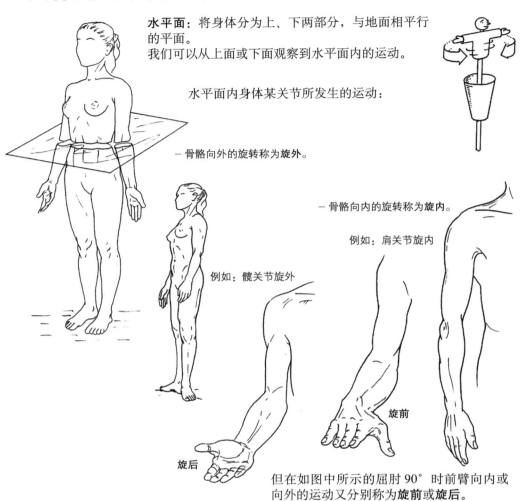

水平面： 将身体分为上、下两部分，与地面相平行的平面。

我们可以从上面或下面观察到水平面内的运动。

水平面内身体某关节所发生的运动：

— 骨骼向外的旋转称为**旋外**。

— 骨骼向内的旋转称为**旋内**。

例如：肩关节旋内

例如：髋关节旋外

旋前

旋后

但在如图中所示的屈肘 90° 时前臂向内或向外的运动又分别称为**旋前**或**旋后**。

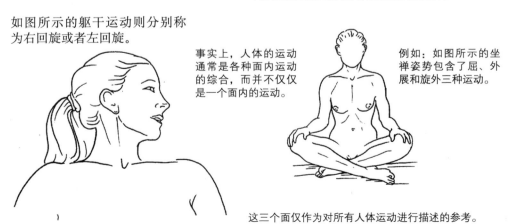

如图所示的躯干运动则分别称为右回旋或者左回旋。

事实上，人体的运动通常是各种面内运动的综合，而并不仅仅是一个面内的运动。

例如：如图所示的坐禅姿势包含了屈、外展和旋外三种运动。

这三个面仅作为对所有人体运动进行描述的参考。

10

本书其他常用术语

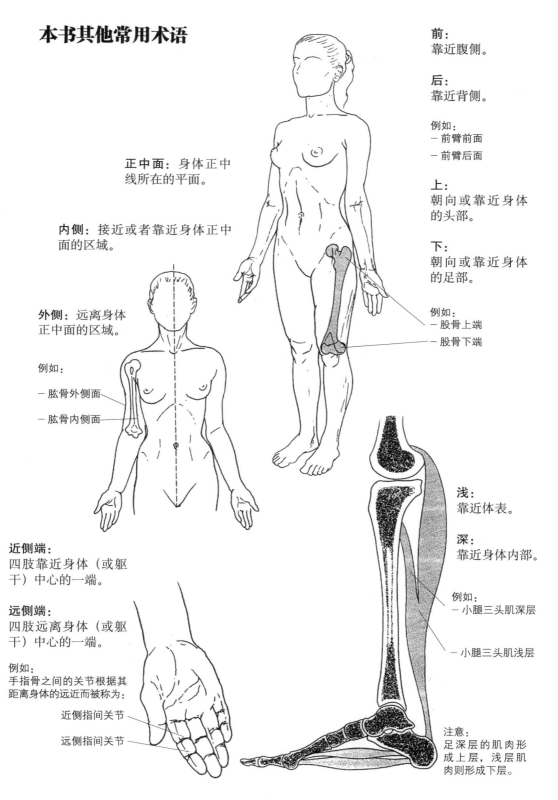

前：
靠近腹侧。

后：
靠近背侧。

例如：
－ 前臂前面
－ 前臂后面

上：
朝向或靠近身体
的头部。

下：
朝向或靠近身体
的足部。

例如：
－ 股骨上端
－ 股骨下端

正中面： 身体正中
线所在的平面。

内侧： 接近或者靠近身体正中
面的区域。

外侧： 远离身体
正中面的区域。

例如：

－ 肱骨外侧面

－ 肱骨内侧面

浅：
靠近体表。

深：
靠近身体内部。

例如：
－ 小腿三头肌深层

－ 小腿三头肌浅层

近侧端：
四肢靠近身体（或躯
干）中心的一端。

远侧端：
四肢远离身体（或躯
干）中心的一端。

例如：
手指骨之间的关节根据其
距离身体的远近而被称为：

近侧指间关节

远侧指间关节

注意：
足深层的肌肉形
成上层，浅层肌
肉则形成下层。

11

骨骼

骨骼是用来支撑人体的坚硬的支架。

骨骼是可活动的支架，每块骨骼在肌肉的牵引运动中起着杠杆作用。

骨主要有三大类（在此我们不考虑不规则骨）：

长骨（如桡骨和尺骨），以长度为判断依据；

短骨（如距骨）；

扁骨（如肩胛骨）。

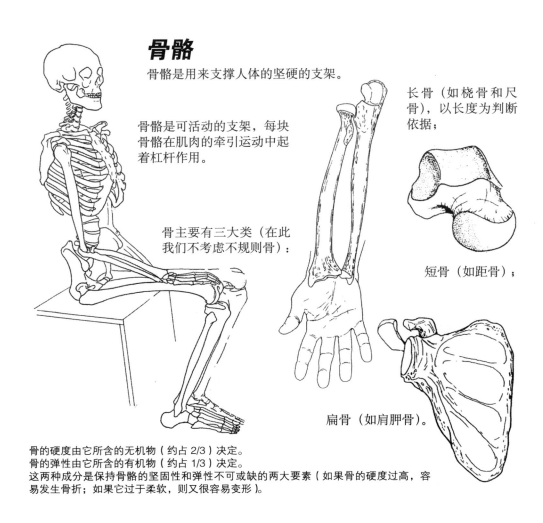

骨的硬度由它所含的无机物（约占 2/3）决定。
骨的弹性由它所含的有机物（约占 1/3）决定。
这两种成分是保持骨骼的坚固性和弹性不可或缺的两大要素（如果骨的硬度过高，容易发生骨折；如果它过于柔软，则又很容易变形）。

骨承受以下几种应力：
－压应力
骨骼（尤其是下肢骨）需要承受身体的重量；

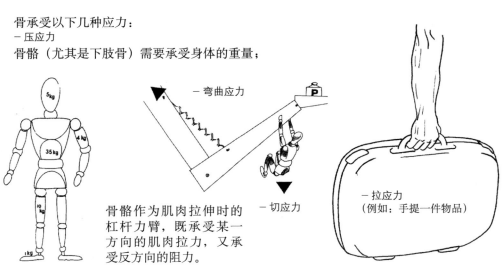

－弯曲应力

－切应力

－拉应力
（例如：手提一件物品）

骨骼作为肌肉拉伸时的杠杆力臂，既承受某一方向的肌肉拉力，又承受反方向的阻力。

12

骨的结构

当我们观察一根长骨的结构时便能发现：它的这种结构就是为了应对上述这些应力而产生的。

长骨由三部分构成：

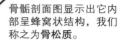

两端为**骨骺**；

中间部分为**骨干**。

骨干由骨密质构成，呈中空的管状（比实心管更坚固）。

骨骺剖面图显示出它内部呈蜂窝状结构，我们称之为**骨松质**。

骨纤维沿应力传递的方向呈线状分布。

长骨的髓腔内充满了黄骨髓（胎儿和幼儿时期则为红骨髓）。

长骨骨干的骨密质最厚，因为此处所受的弯曲应力最强。其中骨干壁完全由骨密质组成。

骨的表面被一层膜所覆盖，这层膜称为**骨膜**。

覆盖在关节面的透明软骨叫作**关节软骨**。

关节

骨与骨之间相联结的部位称为**关节**。
各关节的活动幅度有所不同。

一些关节的骨与骨之间仅通过结缔组织相联结。
这种关节运动幅度很小或者根本不具有运动性，它们仅仅起着连接的作用。

我们最常接触到的是不连续关节，又称为**动关节**。
骨与骨之间的联结使得关节能进行重复的运动，在此我们详细讲解一下。
相接触的两个骨的对应面构成一个能互相调整并进行移动的凸凹面，称为**关节面**。
关节面有多种形式，我们可以把一些主要的形式与简单的机械系统做个比较：

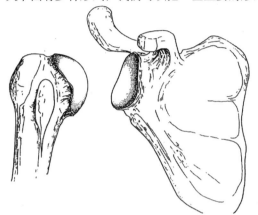

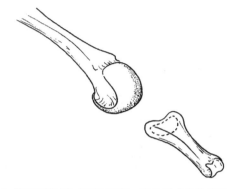

－凹陷的球面与凸出的球面相嵌合：这是球窝关节。它能进行全方位的运动（例如：肩关节）；

－与前面所描述的关节面相近，这种形式的关节面内空心椭圆与实心椭圆相嵌合：这种结构能进行如 8 ～ 10 页所述的三个基本面内的运动（例如：掌指关节）；

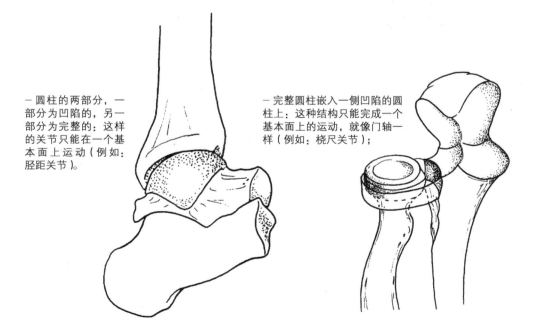

－圆柱的两部分，一部分为凹陷的，另一部分为完整的：这样的关节只能在一个基本面上运动（例如：胫距关节）。

－完整圆柱嵌入一侧凹陷的圆柱上：这种结构只能完成一个基本面上的运动，就像门轴一样（例如：桡尺关节）；

－鞍状面：一个方向为凹面，另一个方向为凸面。两个面反向相嵌合。

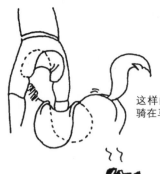

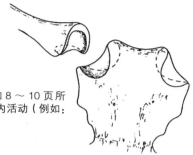

这样的关节就好像一位骑士骑在马鞍上一样。

这种关节能在如 8 ～ 10 页所述的三个基本面内活动（例如：胸锁关节）。

关节的各个面完全或部分相嵌套，我们称之为**联结**。

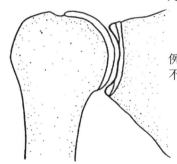

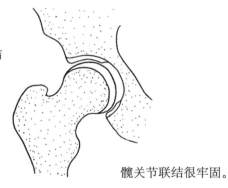

例如：肩关节联结不牢固；

髋关节联结很牢固。

关节的两个面之间有个隔离区域把两块骨骼联结在一起，这片区域叫作**关节间隙**。

做 X 线透视时，我们通过观察关节间隙来确定关节软骨厚度，因为 X 射线不能穿透关节软骨，从而会在两骨之间显示高密度影。

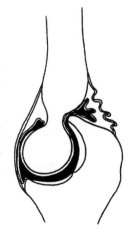

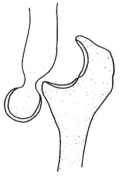

有时关节会脱臼，即骨骼的关节面完全或部分失去正常联结，我们称之为**关节脱位**（例如：肘关节脱位）。

软骨

软骨是骨面上覆盖着的光亮白色层。

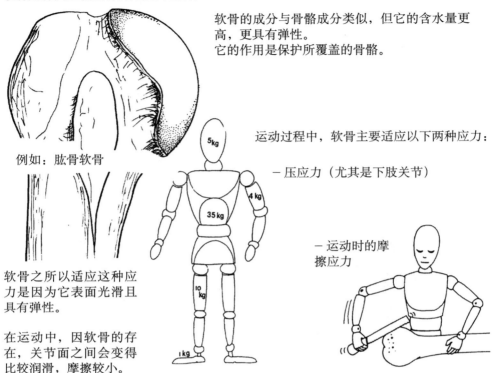

软骨的成分与骨骼成分类似，但它的含水量更高，更具有弹性。
它的作用是保护所覆盖的骨骼。

例如：肱骨软骨

运动过程中，软骨主要适应以下两种应力：

－ 压应力（尤其是下肢关节）

－ 运动时的摩擦应力

软骨之所以适应这种应力是因为它表面光滑且具有弹性。

在运动中，因软骨的存在，关节面之间会变得比较润滑，摩擦较小。

但是，软骨若遭受撞击或者运动过量后也会产生损伤（例如：各关节面之间没有很好地相互配合）。
软骨损伤称为骨关节炎，它通常伴随着关节的疼痛、关节和肌肉硬化。

软骨中没有血管，它从滑液（下文讲述）和它所覆盖的骨质中获取营养。
关节还包含以下结构：

关节半月板（最为人熟知的是膝关节半月板。当然，其他关节里也有这种结构存在。）

纤维软骨（位于椎骨之间）

软骨垫（例如：肩关节内）

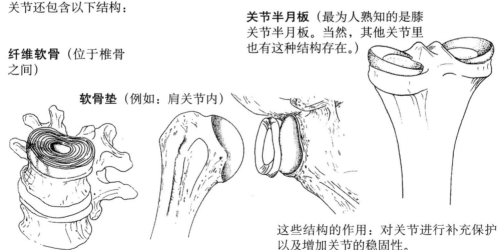

这些结构的作用：对关节进行补充保护以及增加关节的稳固性。

关节囊

包在关节周围支撑所有关节面的套状纤维层叫作**关节囊**（*capsula articularis*）。

它附在骨面及关节面的周围。

例如：髋关节

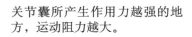

（在此，为了看得清楚，我们拉大了关节面的间距，并且在关节囊上开了一个"窗口"。）

关节囊使关节变成了一个"密室"。

关节囊所产生作用力越强的地方，运动阻力越大。

例如，在矢状面内膝关节只能做屈运动。因为关节囊在后加强对膝关节的拉力，以阻止它做伸运动。

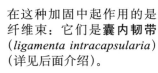

在这种加固中起作用的是纤维束：它们是**囊内韧带**（*ligamenta intracapsularia*）（详见后面介绍）。

例如：髋关节前韧带

如图所示，关节囊随着运动方向的变化或者展开或者收合。

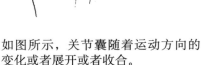

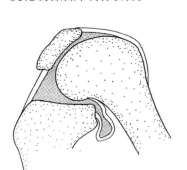

例如：膝关节做屈运动时前部关节囊展开，以便该运动完成。

膝关节做伸运动时前部关节囊收合。

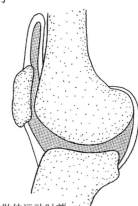

关节囊内部附着一层膜，这层膜有如大衣的衬里，我们称之为**滑膜**（*membrana synovialis*）。滑膜贴附在关节囊的内层，并且在突入关节腔时形成皱襞。

滑膜主要功能：分泌滑液（见左图阴影部分），滑液充满关节腔。

滑液有两种作用：润滑关节面，提高关节灵活性；同时它也为软骨提供养分。

17

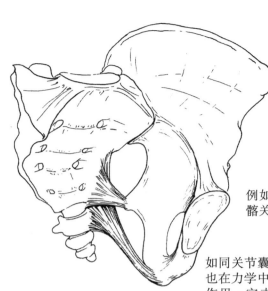

韧带 (*ligamentum*)

韧带为带状的结缔组织，其作用主要是连接相邻的两块骨骼。

通常情况下，韧带既可位于关节囊内部，也可位于关节囊外部，位于关节囊外的韧带有时为关节囊局部纤维的增厚。

例如：骶棘韧带位于骶髂关节外部。

如同关节囊一样，韧带也在力学中起着重要的作用，它支撑着关节，维护关节稳固（韧带不具备肌肉的收缩功能）。正因如此，除了黄韧带外，大部分韧带是不可伸展的（见39页）。

但是某些姿势会使关节韧带处于紧绷的状态，而有些关节的韧带则处于松弛的状态。

例如：膝关节外侧韧带在做伸运动时变得紧绷，在做屈运动时则会放松。

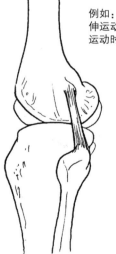

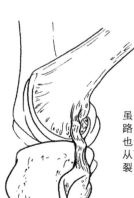

韧带含有丰富的感觉神经感受器，能感受到关节的运动及其速度、方位以及可能发生的牵拉和疼痛等。

它源源不断地把信息传送至大脑（大脑做出反应后，又把运动指令传达到肌肉）。我们把以上过程称作**本体感觉**。

虽然韧带有这样的传导通路，但是如果关节过量运动也会导致韧带被过度牵拉，从而造成韧带的松弛或者撕裂，我们称之为**扭伤**。

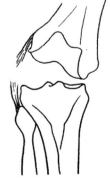

肌肉

身体的运动是由**肌肉**收缩引起的。
我们这里将要研究的肌肉是横纹肌或者随意肌（本书中我们不讨论平滑肌和心肌）。

如图所示的横断面显示，肌肉由越来越小的**肌纤维**组成的肌束构成。

一块肌肉总是附着于（至少）两块骨骼上（皮肌和括约肌例外）。肌肉与骨骼接触点也被称为肌肉**附着点**。

一层、二层、三层，肌肉纤维由越来越薄的肌束膜分隔开并且保护着，这种薄膜叫作**筋膜**。

厚实的筋膜包裹一块肌肉或者一个肌群，这样肌肉之间可以互相滑动。

某些肌肉的筋膜继续延长成一束纤维带，使肌肉附在骨骼上，这个纤维带叫作**肌腱**。

肌纤维由细长的圆柱形结构组成，叫作**肌原纤维**。
每个肌原纤维的中心部分包含着肌肉收缩的基本单位：**肌节**。
每条肌原纤维（经过高倍放大后发现）由肌丝组成，它呈条纹状，有明暗相间的带子穿插排列：
－暗带为粗肌丝，中间凸起（由**肌球蛋白**组成，肌球蛋白是蛋白质的一种）；

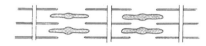

－明带为细肌丝，它们位于肌节两侧，由**肌动蛋白**组成，肌动蛋白属于另外一种蛋白质。
在静止状态下，肌动蛋白带与肌球蛋白带是相分离的。当肌肉发生收缩时，二者则混合在一起并且互相牵引。

如图所示的运动使肌纤维的直径增大而长度减小。
这个拉伸过程使肌肉牵引它附着的骨骼。

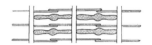

为了简化学习，我们重点研究两块骨骼中的一块固定骨骼——"定点"和一块移动的骨骼——"动点"。

通常情况下，我们以接近身体中心的骨骼为定点，而远端的骨骼为动点来描述肌肉的运动。
远端骨的末端是可以灵活运动的。
例如：臀中肌起于髂骨，止于股骨。
如果以髂骨为定点，那么相对于这个点，股骨向一侧抬高；

此即我们所说的"开链"运动。

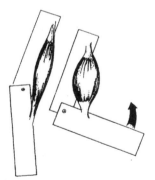

反之，则是另外一种情况：
如果我们以股骨为支撑点（直立状态），在这种情况下，远端骨为定点，而近端骨则为动点。骨盆向股骨侧屈。我们称之为"闭链"运动。

本书通常以近端为定点来进行描述，对于某些肌肉或者部位，也额外增加了以远端为定点的描述。

肌肉的弹性

肌肉除了可以收缩（主动）之外，还具有弹性（被动）。

也就是说在一定的限度内，通过拉长肌肉各附着点之间的距离，我们可以拉伸肌肉。拉伸肌肉时的运动方向与肌肉本身的运动方向相反。

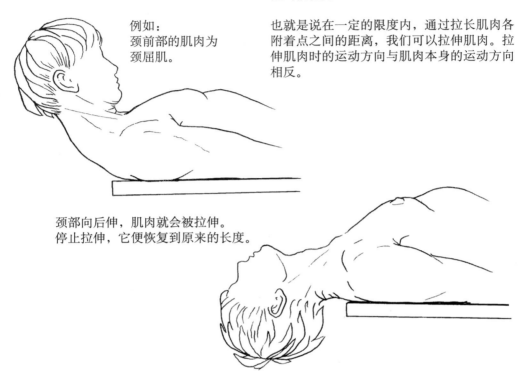

例如：
颈前部的肌肉为颈屈肌。

颈部向后伸，肌肉就会被拉伸。
停止拉伸，它便恢复到原来的长度。

肌肉的形态

肌肉通过以下两种方式附着于骨骼之上：

— 通过肌纤维直接附着于骨骼上（通常是在附着点较大的时候）；
例如：肩胛下肌（见 126 页）。

— 通过椎板或肌腱附着于骨骼上。
例如：腰方肌（见 93 页）和喙肱肌（见 129 页）。

一块肌肉可以有多个肌体，我们称之为头。
如二头肌（两个头，见 147 页）、三头肌（三个头，见 148 页）、四头肌（四个头，见 238 页）。

通常情况下，肌肉近端的附着点叫起点，远端附着点叫止点。
例如：腰大肌（见 92 页）起点位于腰椎骨上，止点位于股骨上。

一块肌肉可以有很多个起点。
例如：指浅屈肌起于桡骨和尺骨（见 176 页）。

同样，一块肌肉也可以有很多个止点。
例如：骨间肌以一种复杂的方式止于近节指骨与指伸肌腱上（见 180 页）。

肌肉的大小与形态各不相同，因为肌纤维束的排列是
不同的。例如：

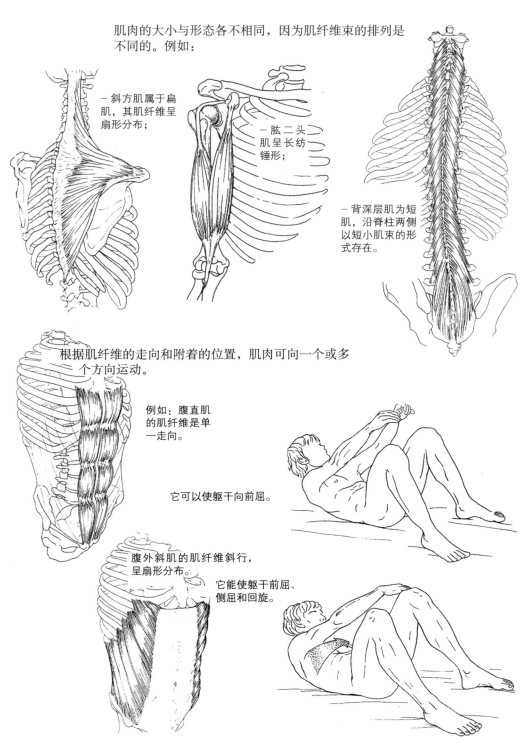

－斜方肌属于扁
肌，其肌纤维呈
扇形分布；

－肱二头
肌呈长纺
锤形；

－背深层肌为短
肌，沿脊柱两侧
以短小肌束的形
式存在。

根据肌纤维的走向和附着的位置，肌肉可向一个或多
个方向运动。

例如：腹直肌
的肌纤维是单
一走向。

它可以使躯干向前屈。

腹外斜肌的肌纤维斜行，
呈扇形分布。

它能使躯干前屈、
侧屈和回旋。

长肌通常为运动肌，它们通常会引起大幅度的运动。
短肌主要分布在深层（背、足），随着骨骼形状的不同而不同。

21

肌肉只跨越一个关节时，我们称之为**单关节肌**。
它的收缩只使一个关节运动。

当肌肉跨越多个关节时，我们称之为**多关节肌**。
它的收缩可使多个关节运动。
为了拉伸这种肌肉，我们必须同时在多个关节上做跟肌肉本身运动方向相反的运动。

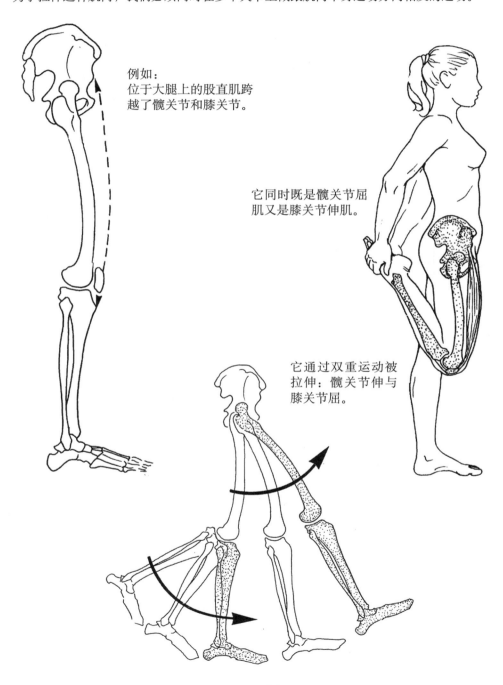

例如：
位于大腿上的股直肌跨越了髋关节和膝关节。

它同时既是髋关节屈肌又是膝关节伸肌。

它通过双重运动被拉伸：髋关节伸与膝关节屈。

做运动（例如：髋关节屈）的肌肉称为**原动肌**（主动肌），做相反运动的肌肉称为**对抗肌**（拮抗肌）。

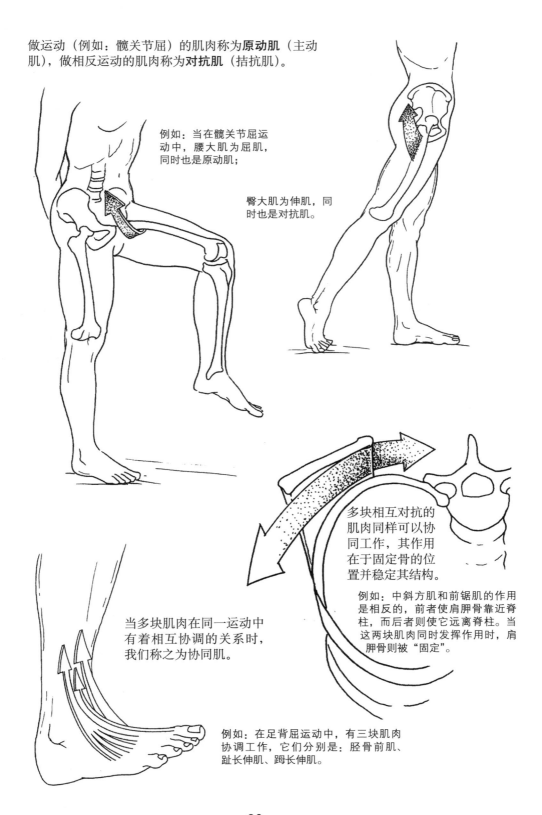

例如：当在髋关节屈运动中，腰大肌为屈肌，同时也是原动肌；

臀大肌为伸肌，同时也是对抗肌。

多块相互对抗的肌肉同样可以协同工作，其作用在于固定骨的位置并稳定其结构。

例如：中斜方肌和前锯肌的作用是相反的，前者使肩胛骨靠近脊柱，而后者则使它远离脊柱。当这两块肌肉同时发挥作用时，肩胛骨则被"固定"。

当多块肌肉在同一运动中有着相互协调的关系时，我们称之为协同肌。

例如：在足背屈运动中，有三块肌肉协调工作，它们分别是：胫骨前肌、趾长伸肌、踇长伸肌。

23

肌肉收缩会拉近附着点之间的距离。

阻止附着点相互靠近的力称为**拮抗力**。

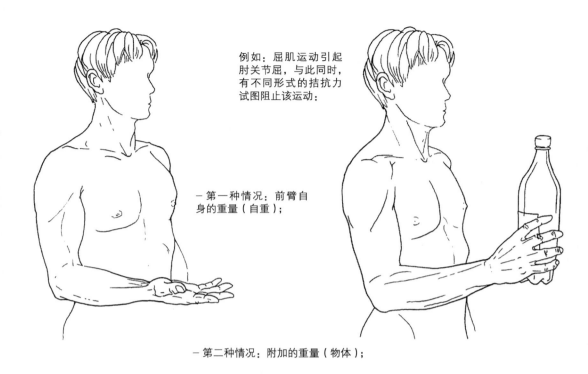

例如：屈肌运动引起肘关节屈，与此同时，有不同形式的拮抗力试图阻止该运动：

— 第一种情况：前臂自身的重量（自重）；

— 第二种情况：附加的重量（物体）；

— 第三种情况：对手的力量；

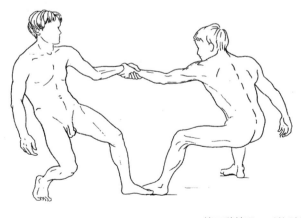

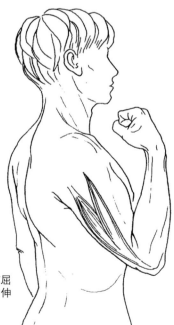

— 第四种情况：对抗肘关节屈的肌肉（对抗肌，此处即伸肌）产生的压力。

肌肉收缩的形式

肌肉通过收缩引起运动。
然而，我们所说的运动并不都一定源于肌肉的收缩，运动还有可能源自其他的力量。
例如：腹直肌使躯干前屈（它使胸骨靠近耻骨）。

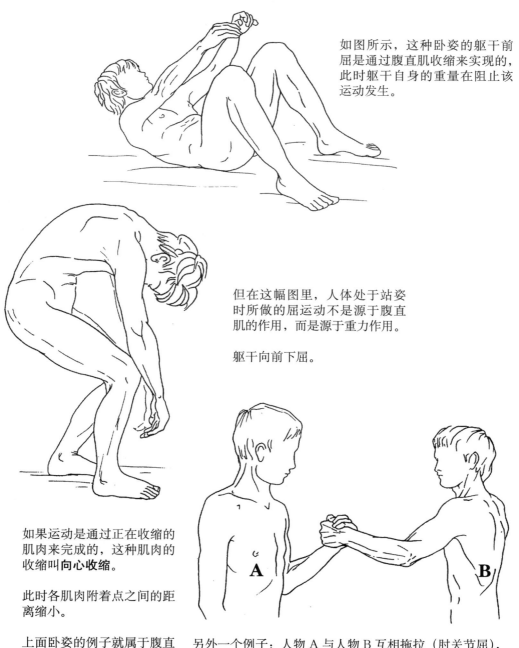

如图所示，这种卧姿的躯干前屈是通过腹直肌收缩来实现的，此时躯干自身的重量在阻止该运动发生。

但在这幅图里，人体处于站姿时所做的屈运动不是源于腹直肌的作用，而是源于重力作用。

躯干向前下屈。

如果运动是通过正在收缩的肌肉来完成的，这种肌肉的收缩叫**向心收缩**。

此时各肌肉附着点之间的距离缩小。

上面卧姿的例子就属于腹直肌的向心收缩运动。

另外一个例子：人物 A 与人物 B 互相拖拉（肘关节屈），我们看到人物 A 获胜了，他的肘关节屈肌发生向心收缩运动。

25

肌肉收缩的形式（续）

也有其他情况，比如当一块肌肉收缩时，正进行的运动并不是由它引起的。
它只起到阻止所进行运动的作用。
如果没有它的阻止作用，运动会进行得更快。

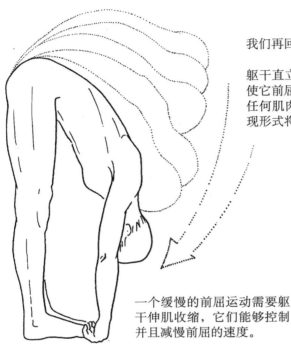

我们再回到躯干前屈的例子：

躯干直立时，并不是屈肌而是它自身的重力
使它前屈；
任何肌肉都不工作的情况下，这种前屈的表
现形式将会是向前"垂落"。

一个缓慢的前屈运动需要躯
干伸肌收缩，它们能够控制
并且减慢前屈的速度。

当运动是通过对抗它的肌肉作用而减慢
时，该肌肉的收缩叫**离心收缩**。
此时肌肉各附着点的距离变远。

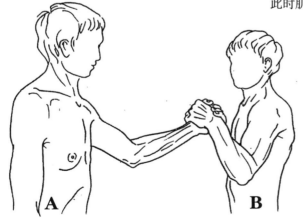

例如：
人物 A "输"了的同时也限
制了人物 B 的牵拉运动。此
时，他的肘关节屈肌发生了
离心收缩。

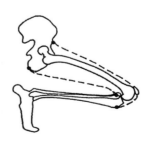

例外情况：股直肌和腘绳肌，当髋关节屈与膝关节屈同时发生时（例如：
下蹲或者大幅度的屈膝动作），骨骼移位，但是肌肉的长度不变，因为髋
关节和膝关节的角度是互补的。

某些情况下，肌肉也会在没有任何运动的情况下收缩。

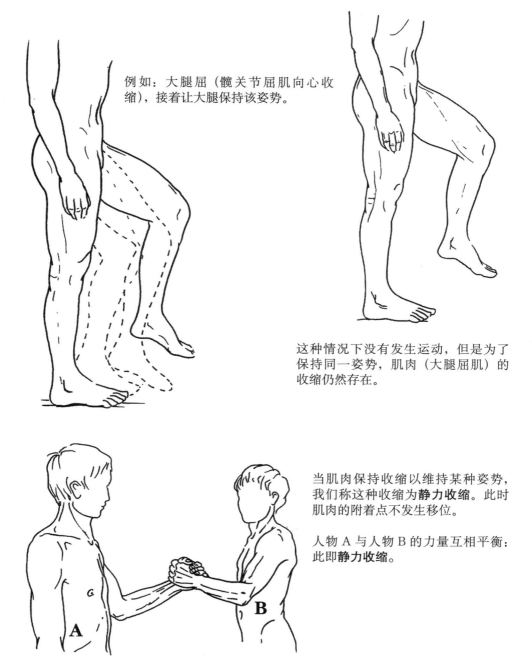

例如：大腿屈（髋关节屈肌向心收缩），接着让大腿保持该姿势。

这种情况下没有发生运动，但是为了保持同一姿势，肌肉（大腿屈肌）的收缩仍然存在。

当肌肉保持收缩以维持某种姿势，我们称这种收缩为**静力收缩**。此时肌肉的附着点不发生移位。

人物 A 与人物 B 的力量互相平衡：此即**静力收缩**。

事实上，在运动中不同形式的肌肉收缩通常是并存的。

例如：在刚才提到的姿势下伸膝关节，这个运动包含了髋关节屈肌的静力收缩以及膝关节伸肌的向心收缩。

第二章　躯　干

躯干是身体的中心部位。这里我们只研究它的运动，不考虑其内脏器官。

躯干有两个作用，这些作用与脊柱密切相关。

一方面，脊柱能做曲线运动，看起来像是蛇或者约 1 米长的带状物的运动（脊柱运动与四肢运动的区别在于四肢运动是呈角状的，与折叠尺的运动原理相似）。脊柱的这项功能源于其灵活性，因为它由 26 个关节相叠加构成。

另一方面，脊柱的椎管内有脊髓（神经根产生于脊髓）。椎骨间连接的脆弱性不仅仅体现在关节上，同时也体现在神经上。静止状态尤其是在负重状态中，躯干必须具有排列并稳固每一块椎骨的能力。

躯干的这两种能力是通过肌肉来实现的，其中多数为多关节肌，有的位于躯干深层，由若干小纤维束组成；有的位于躯干浅层，通常由大面积的肌纤维层组成。

本章我们将补充对骨盆的研究，因为它与椎骨的运动是密不可分的。

人体形态学

可视与可触及的结构

正面观：

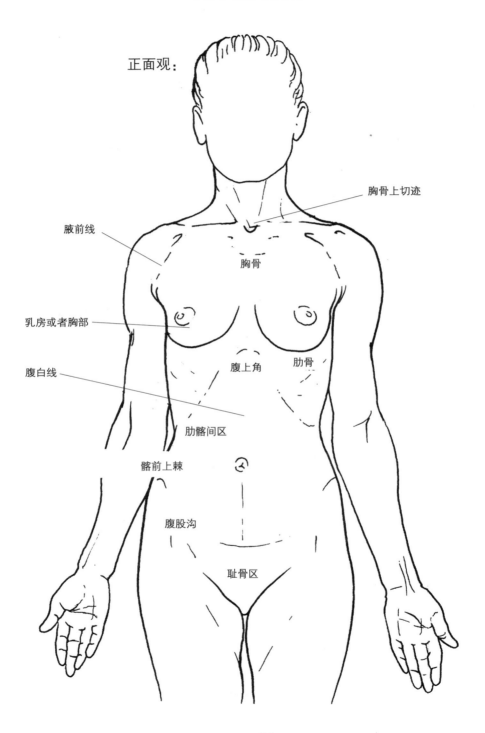

胸骨上切迹

腋前线

胸骨

乳房或者胸部

腹上角

肋骨

腹白线

肋髂间区

髂前上棘

腹股沟

耻骨区

侧面观：

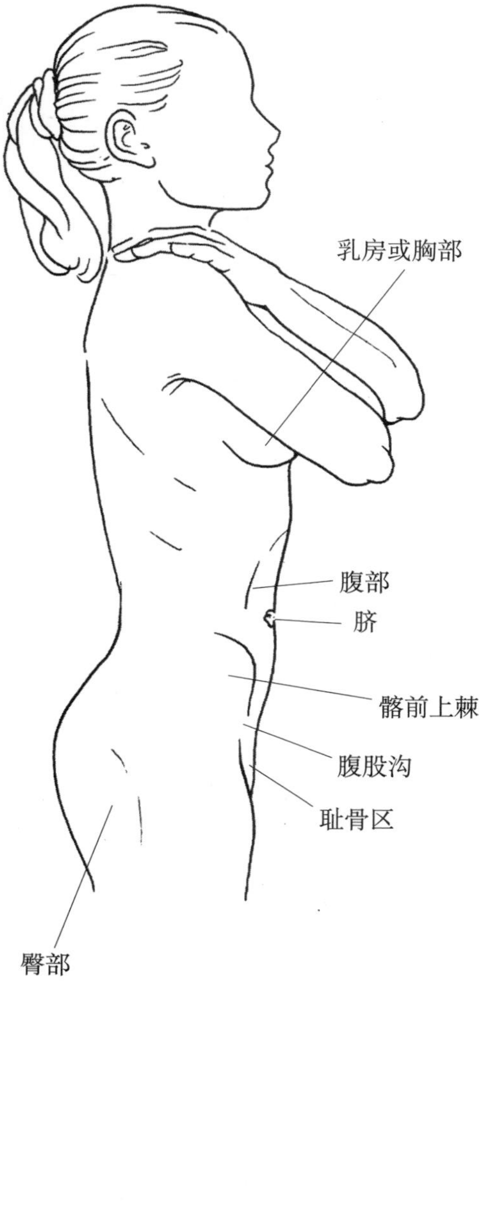

乳房或胸部

腹部
脐
髂前上棘
腹股沟
耻骨区

臀部

背面观：

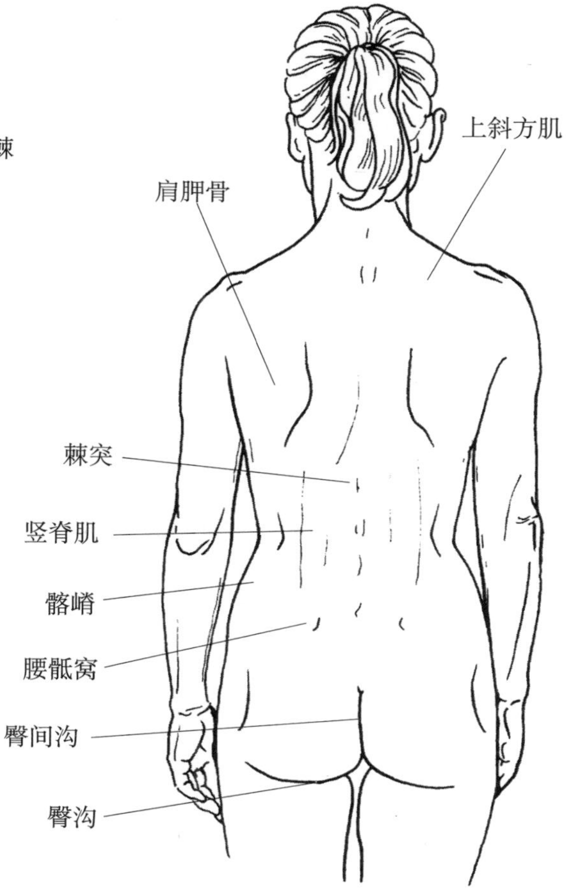

肩胛骨

上斜方肌

棘突
竖脊肌
髂嵴
腰骶窝
臀间沟
臀沟

31

躯干的整体运动

由于脊柱的灵活性，躯干可在三个面内做运动，详见第 8 ～ 10 页。

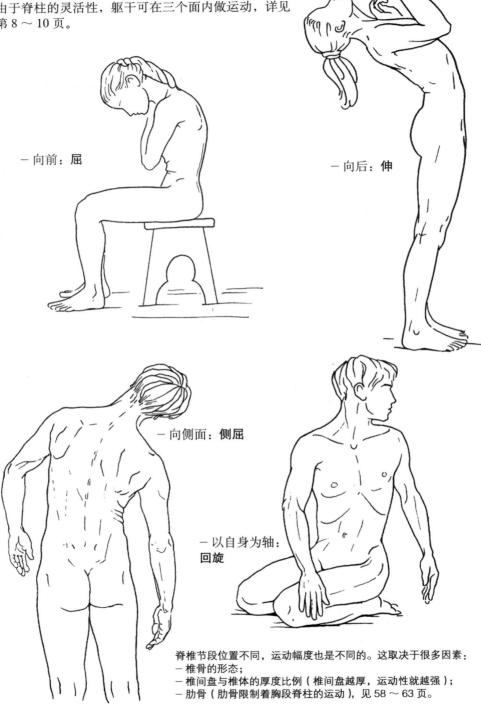

— 向前：**屈**

— 向后：**伸**

— 向侧面：**侧屈**

— 以自身为轴：
回旋

脊椎节段位置不同，运动幅度也是不同的。这取决于很多因素：
— 椎骨的形态；
— 椎间盘与椎体的厚度比例（椎间盘越厚，运动性就越强）；
— 肋骨（肋骨限制着胸段脊柱的运动），见 58 ～ 63 页。

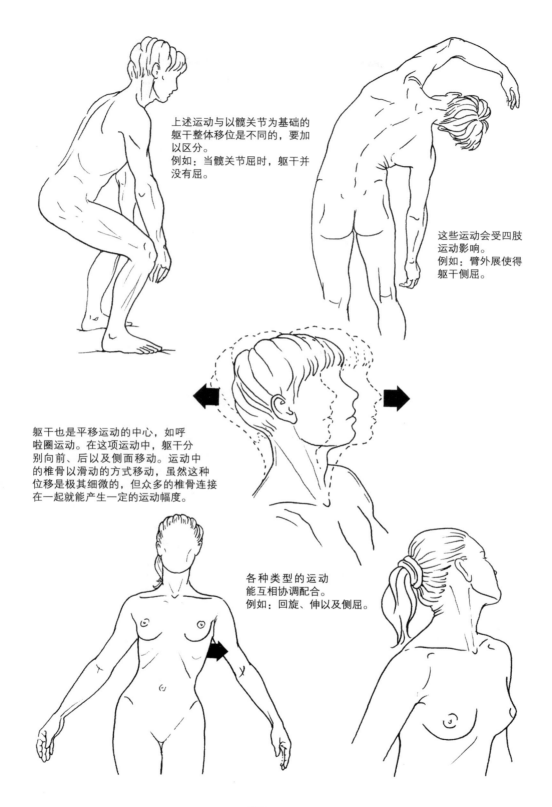

上述运动与以髋关节为基础的
躯干整体移位是不同的，要加
以区分。
例如：当髋关节屈时，躯干并
没有屈。

这些运动会受四肢
运动影响。
例如：臂外展使得
躯干侧屈。

躯干也是平移运动的中心，如呼
啦圈运动。在这项运动中，躯干分
别向前、后以及侧面移动。运动中
的椎骨以滑动的方式移动，虽然这种
位移是极其细微的，但众多的椎骨连接
在一起就能产生一定的运动幅度。

各种类型的运动
能互相协调配合。
例如：回旋、伸以及侧屈。

脊柱
(*columna vertebralis*)

脊柱是可活动的、由骨骼组成的管状结构，它是躯干骨骼的一部分。

脊柱由上至下分为如下几段：

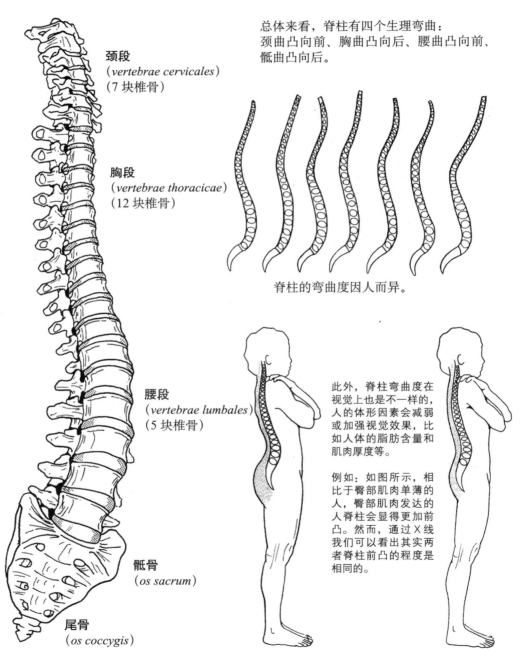

颈段
(*vertebrae cervicales*)
（7 块椎骨）

胸段
(*vertebrae thoracicae*)
（12 块椎骨）

腰段
(*vertebrae lumbales*)
（5 块椎骨）

骶骨
(*os sacrum*)

尾骨
(*os coccygis*)

总体来看，脊柱有四个生理弯曲：
颈曲凸向前、胸曲凸向后、腰曲凸向前、骶曲凸向后。

脊柱的弯曲度因人而异。

此外，脊柱弯曲度在视觉上也是不一样的，人的体形因素会减弱或加强视觉效果，比如人体的脂肪含量和肌肉厚度等。

例如：如图所示，相比于臀部肌肉单薄的人，臀部肌肉发达的人脊柱会显得更加前凸。然而，通过X线我们可以看出其实两者脊柱前凸的程度是相同的。

无论是从正面还是背面来观察脊柱，我们都能看出它的椎骨自上而下逐渐增大。

寰椎
枢椎
第 3 颈椎
第 4 颈椎
第 5 颈椎
第 6 颈椎
第 7 颈椎
第 1 胸椎
第 2 胸椎
第 3 胸椎
第 4 胸椎
第 5 胸椎
第 6 胸椎
第 7 胸椎
第 8 胸椎
第 9 胸椎
第 10 胸椎
第 11 胸椎
第 12 胸椎
第 1 腰椎
第 2 腰椎
第 3 腰椎
第 4 腰椎
第 5 腰椎
骶骨
尾骨

椎骨是自上而下来计数的。

为了研究方便，我们通常用它们的首字母命名。例如：
C7：第 7 颈椎；
D3 或者 T3：第 3 胸椎；
L2：第 2 腰椎；
S1：第 1 骶椎。

胸椎因弯曲而向后凸起叫作**脊柱后凸**或者**隆起**（这种情况可以是几乎不存在的）。

颈椎和腰椎向前弯曲称为**脊柱前凸**（或者后凹）。

脊柱还与其他骨骼相连，如颅骨（枕骨）、肋骨和骨盆（髂骨）。

为方便考虑，我们把骨盆和胸廓（肋骨、胸骨）的学习也纳入本章中。

35

椎骨 (*vertebra*)

每块椎骨均由两个主要部分构成：

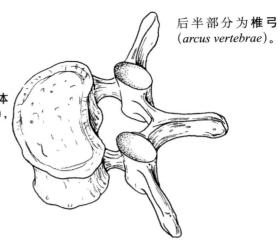

后半部分为**椎弓**
(*arcus vertebrae*)。

前半部分为**椎体**
(*corpus vertebrae*)，

本页主要介绍椎骨的结构。
脊柱不同部分的椎骨各有特点，具体见 54 ～ 71 页。

椎弓每一侧分别有：
椎弓根（*pediculus*），
它位于椎体后方；

椎弓板（*lamina*），向后呈对称连接；

椎弓板连接处向后延伸形成骨质的凸起叫作**棘突**（*processus spinosus*）；

每个椎弓根与椎弓板的结合处有垂直突起叫作**关节突**（*processus articularis*）。

椎体略似圆柱体，有六个面。

每个关节突在其两端（上端与下端）支持着**关节面**（*facies articularis*）。

在同一区域内，椎弓根和椎弓板连接处向外侧突出的两部分叫作**横突**（*processus transversus*）。

全部椎骨的椎孔串联成一条骨质管道叫作椎管，内容**脊髓**（*medulla spinalis*）。

椎弓与椎体后部围成**椎孔**（*foramen vertebrale*）。

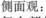

侧面观：
每个部位中，两块相邻椎骨的椎弓根围成一个孔隙，我们称之为**椎间孔**（*foramen intervertebrale*），脊神经从这里通过。
椎弓两侧的椎间孔是呈对称分布的。

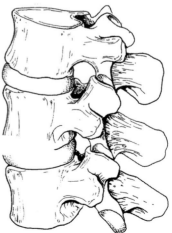

椎骨是怎样相互连接的

各椎骨*通过三个关节与邻近的椎骨相连：

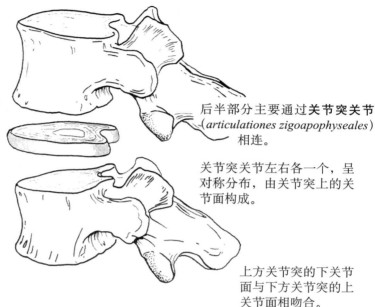

前半部分各椎体之间通过**椎间盘**（discus intervertebralis）相连。

后半部分主要通过**关节突关节**（articulationes zigoapophyseales）相连。

关节突关节左右各一个，呈对称分布，由关节突上的关节面构成。

上方关节突的下关节面与下方关节突的上关节面相吻合。

上面观：

椎间盘由两部分组成：

－**纤维环**，数层呈同心圆状排列的纤维环构成的软骨层，纤维环的排列形状犹如洋葱片；

－中心部分为**髓核**，这是含水最多的区域，由胶状黏液构成。

关节突间的关节面（facies articulares）很小，对运动起引导作用。表面覆盖软骨，通过关节囊（capsula articularis）和一些小韧带相连（见 39 页）。

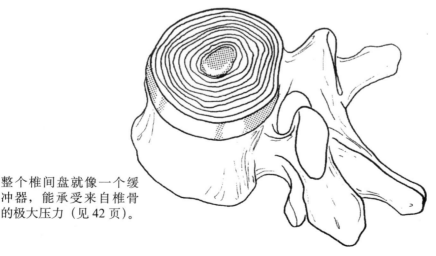

整个椎间盘就像一个缓冲器，能承受来自椎骨的极大压力（见 42 页）。

*寰椎与枢椎间关节除外（见 71 页）。

脊柱韧带

其中有三条韧带为长韧带，为连续的带状结构，始于枕骨，止于骶骨。

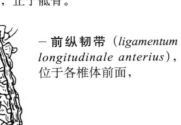

— 前纵韧带 (*ligamentum longitudinale anterius*)，位于各椎体前面，

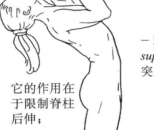

它的作用在于限制脊柱后伸；

— 后纵韧带 (*ligamentum longitudinale posterius*)，位于各椎体后面；

— 棘上韧带 (*ligamentum supraspinale*)，位于各棘突上面。

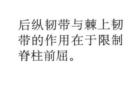

后纵韧带与棘上韧带的作用在于限制脊柱前屈。

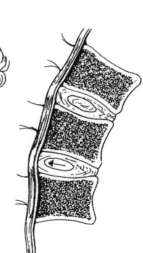

脊柱前屈时，后纵韧带要承受来自椎间盘的推力。

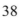

38

脊柱的其他韧带通常不是连续的，它们逐层分段
附着在相邻椎弓的突起上面。

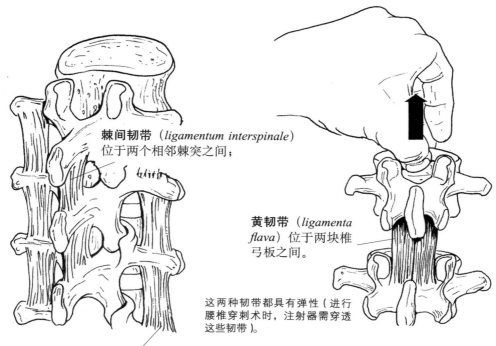

棘间韧带（*ligamentum interspinale*）
位于两个相邻棘突之间；

黄韧带（*ligamenta flava*）位于两块椎弓板之间。

这两种韧带都具有弹性（进行腰椎穿刺术时，注射器需穿透这些韧带）。

横突间韧带（*ligamenta intertransversaria*）
位于两块相邻的横突之间。

如图所示，我们用力提起上部的椎骨，就可以看到椎骨间的这些韧带。

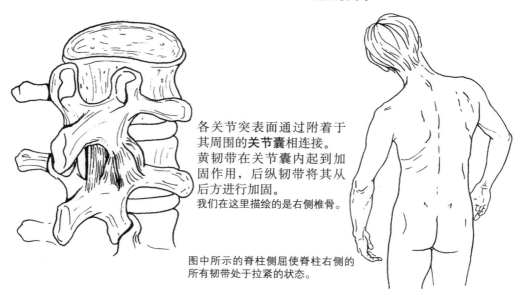

各关节突表面通过附着于其周围的**关节囊**相连接。
黄韧带在关节囊内起到加固作用，后纵韧带将其从后方进行加固。
我们在这里描绘的是右侧椎骨。

图中所示的脊柱侧屈使脊柱右侧的所有韧带处于拉紧的状态。

人体其他部位的韧带我们将在各相关部位的章节进行探讨。

运动中的椎骨

我们可以把脊柱看成是由固定系统（椎骨）和运动系统（连接各椎体的椎间盘以及各关节突关节）组成的骨骼系统。

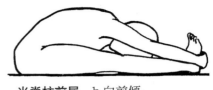

当脊柱前屈，b 向前倾：

上关节突滑向下关节突的前上方。

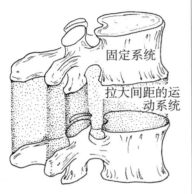

固定系统

拉大间距的运动系统

各椎体的运动相叠加，它们的总体运动为曲线运动，形似于蛇的爬行。

然而，脊柱灵活性的分布并不是平均的，它根据不同椎体的形态并随着椎体所在部位的不同而改变，我们将在脊柱各部位研究中对此进行讲解。

在运动中，我们可以在三个基本面内（见 8 ～ 10 页）观察到两块椎骨之间的变化。假设：

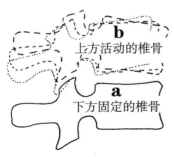

b
上方活动的椎骨

a
下方固定的椎骨

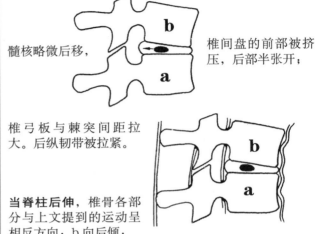

髓核略微后移，

椎间盘的前部被挤压，后部半张开；

椎弓板与棘突间距拉大。后纵韧带被拉紧。

当脊柱后伸，椎骨各部分与上文提到的运动呈相反方向：b 向后倾：

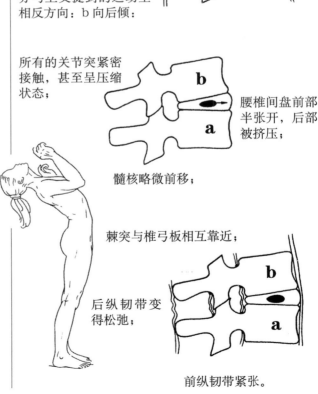

所有的关节突紧密接触，甚至呈压缩状态；

腰椎间盘前部半张开，后部被挤压；

髓核略微前移；

棘突与椎弓板相互靠近；

后纵韧带变得松弛；

前纵韧带紧张。

脊柱侧屈运动时，b 在 a 上发生倾斜：

在凸侧，各关节突通过方向各异的滑动而彼此分离，此时韧带处于紧张状态。

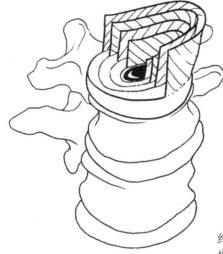

椎间盘在凹侧被挤压；

在凸侧增厚，髓核移动至凸侧。

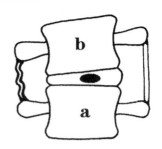

凹侧的情况与上述情况正好相反。

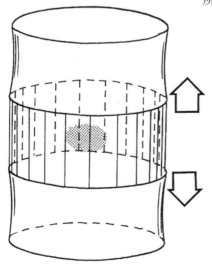

回旋运动时：

椎间盘的纤维扭转。

各层纤维纹理交错，如此一来，一部分纤维层呈紧张状态，另一部分纤维层则呈松弛状态。

纤维的扭转不仅仅使纤维处于紧张状态中，同时也降低了椎间盘高度，导致髓核被轻微地压缩。

所有韧带都处于紧张状态。

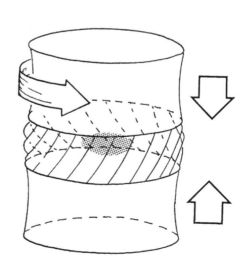

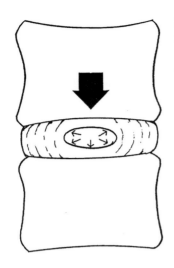

椎间盘相当于一个减震器。
椎体通过椎间盘接收压力。

髓核的作用在于向不同方向分散压力。这时纤维环的纤维处于紧张状态。它可以接收来自垂直和水平方向的压力。

椎间盘整体上相当于一个由纤维和液体组合成的减震器。当它处于密封状态时，其作用是无懈可击的。

但椎间盘也是比较脆弱的，很容易提前老化。从力学角度分析，它所处位置的劣势导致它无论是处于静止状态还是运动状态，都易出现被过度挤压、切应力增大或被过度压缩等情况。

如果纤维环出现裂缝，髓核的液体就会由裂缝流出。

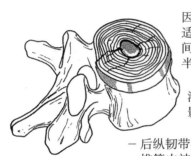

因此当脊柱前屈时，不适感尤为明显：这时椎间盘前部被挤压，后部半张开（见第40页）。

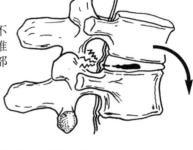

液体向后流出*，可影响到以下部位：

— 后纵韧带处于持续或短时的紧张状态（导致腰痛）；
— 椎管内神经受到压迫，尤其是坐骨神经，其神经根由腰椎下段开始，而此处负荷最重。

这就是为什么我们搬运重物时要避免脊柱前屈。

同样，做任何一种身体运动时，我们都要谨慎使用使腰椎前屈（负重）的动作。

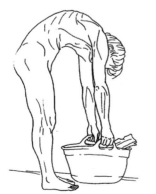

正确的做法是屈髋关节和膝关节。

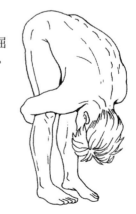

*这最终可导致椎间盘突出，即髓核向外突出。

骨盆

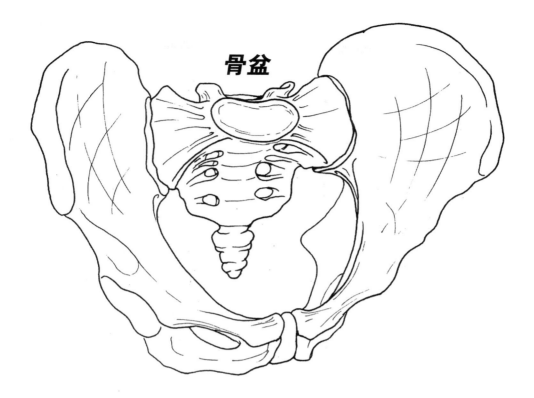

骨盆是个环状骨质结构。它主要由三部分构成：位于后部的
骶骨、左右两块**髋骨**和**尾骨**。

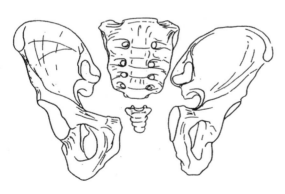

环状结构及其下部附有一些肌肉（盆底肌
肉），它们共同构成骨盆的形状，承受躯干
及上身其他部位所产生的重力。与此同时，
股骨在此与躯干相连接：骨盆还可以传递
压力，这些压力源于身体的重力以及通过
下肢传递的地面的反压力。

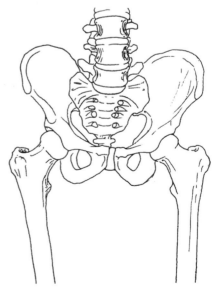

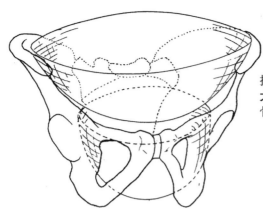

按照骨的形状可把骨盆分为**大骨盆**与**小骨盆**两部分。大骨盆在上，小骨盆在下。

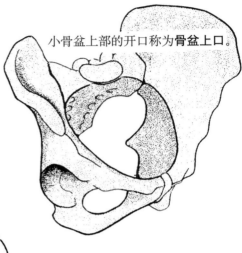

小骨盆上部的开口称为**骨盆上口**。

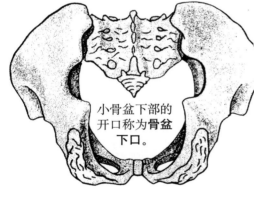

小骨盆下部的开口称为**骨盆下口**。

骨盆的骨骼：
髋骨 (os coxae)

髋骨属于扁骨，分为上、下两部分，略呈扭曲状（与螺旋线有些相似）。

到了成年期，**髂骨**、**坐骨**以及**耻骨**相互合为一体，成为髋骨。

以髋臼窝为中心，它们在"Y"形软骨处连接。

我们将髋骨分为两面（内面与外面）和四缘（上缘、下缘、前缘与后缘）来描述。

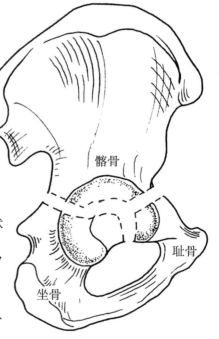

髂骨

耻骨

坐骨

观察髋骨外面，我们可见：

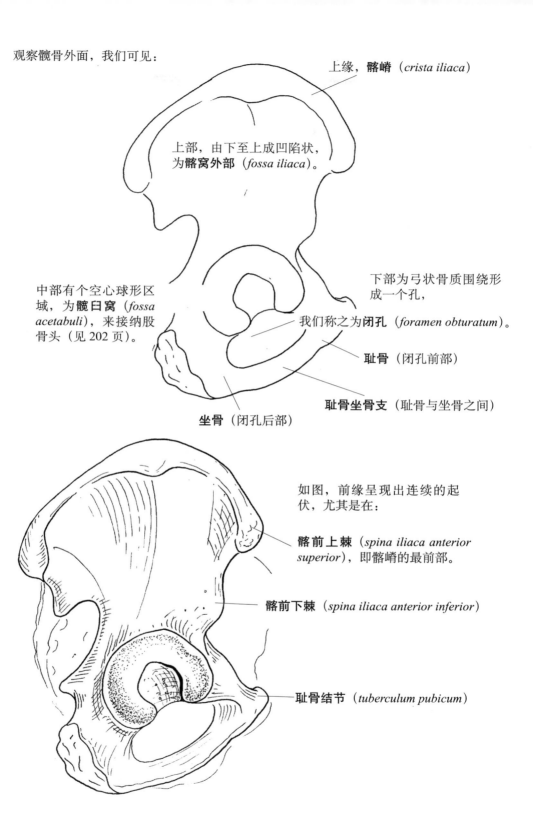

上缘，**髂嵴**（*crista iliaca*）

上部，由下至上成凹陷状，**为髂窝外部**（*fossa iliaca*）。

中部有个空心球形区域，为**髋臼窝**（*fossa acetabuli*），来接纳股骨头（见202页）。

下部为弓状骨质围绕形成一个孔，

我们称之为**闭孔**（*foramen obturatum*）。

耻骨（闭孔前部）

耻骨坐骨支（耻骨与坐骨之间）

坐骨（闭孔后部）

如图，前缘呈现出连续的起伏，尤其是在：

髂前上棘（*spina iliaca anterior superior*），即髂嵴的最前部。

髂前下棘（*spina iliaca anterior inferior*）

耻骨结节（*tuberculum pubicum*）

45

骨盆（续）

在骨盆背面 3/4 处，我们能观察到髋骨的后缘。它呈现一些凸起和凹陷状。

髂后上棘（*spina iliaca posterior superior*）

髂后下棘（*spina iliaca posterior inferior*）

坐骨大切迹（*incisura ischiadica major*）

坐骨棘（*spina ischiadica*）

坐骨小切迹（*incisura ischiadica minor*）

坐骨结节（*tuber ischiadicum*）
（坐骨弯曲的部分），当我们处于坐姿时，坐骨结节为着力点。

从内侧，我们可以观察到：

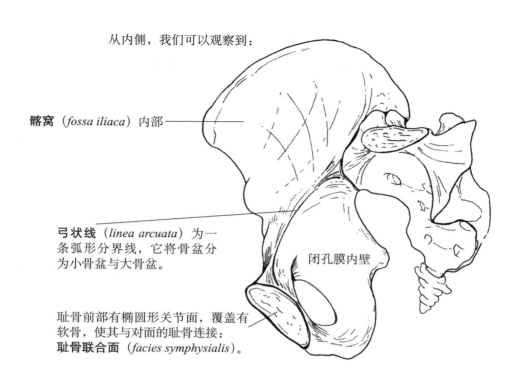

髂窝（*fossa iliaca*）内部 ——

弓状线（*linea arcuata*）为一条弧形分界线，它将骨盆分为小骨盆与大骨盆。

闭孔膜内壁

耻骨前部有椭圆形关节面，覆盖有软骨，使其与对面的耻骨连接：
耻骨联合面（*facies symphysialis*）。

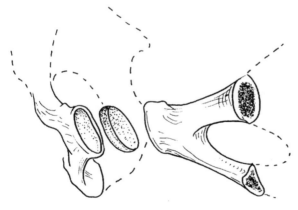

两块耻骨之间的关节叫**耻骨联合**（*symphysis pubica*）。
耻骨联合的两个关节面之间有一块硬币形的纤维软骨。

它们均被纤维套筒覆盖，同时又由四条韧带进行加固：前韧带、后韧带、上韧带和下韧带。

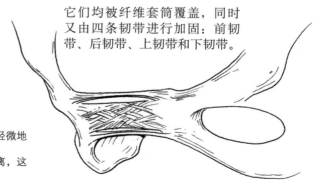

这个关节只能做轻微的运动，比如轻微地滑动、压迫或扭转。
在妇女分娩时耻骨联合可以轻度分离，这样骨盆出口径线就会增大。

47

骨盆的形态及比例因人而异（不考虑病理状态）

举几个例子：
- 从上面看：骨盆上口可以为圆形、纵向扁平形或者横椭圆形；

圆形　　　　　　　　纵向扁平形　　　　　　　　横椭圆形

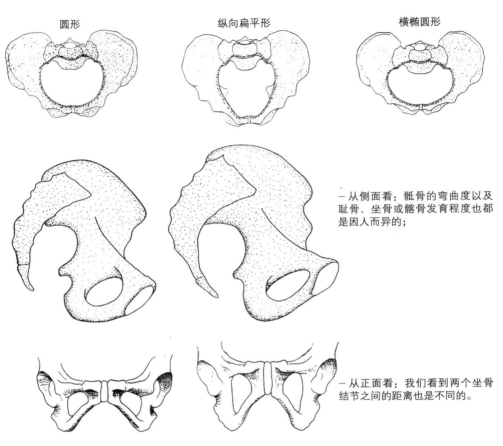

- 从侧面看：骶骨的弯曲度以及耻骨、坐骨或髂骨发育程度也都是因人而异的；

- 从正面看：我们看到两个坐骨结节之间的距离也是不同的。

上文描述的种种差异部分地解释了为什么不同人对骨盆的感觉有差别，尤其是在做地面运动时。
部分人的骶正中嵴与髂后上棘的突出非常明显，在倚靠的时候该处会有痛感，所以仰卧运动或在地面滚动都会让这类人产生不适感。

男性与女性的骨盆也是有差异的。
主要表现在：
男性的骨盆偏窄，而女性的骨盆则偏宽，女性的骨盆上口以及骨盆下口更宽一些。

这些差异与女性骨盆在妊娠及分娩时的作用有关系。

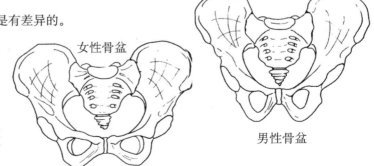

女性骨盆

男性骨盆

骨盆有时候也被称为"骨盆环"。
在解剖学意义上，使四肢与躯干相连的骨骼及其关节构成了两个整体：

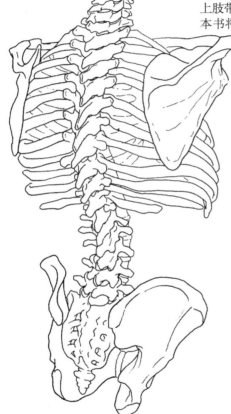

在上部，**上肢带骨**位于肋骨顶端，它由胸骨、两块锁骨以及两块肩胛骨构成。
它保证了上肢与躯干相连。
其显著特征通过运动得以体现。
上肢带骨不通过关节与脊柱连接，但它连接着胸廓。
本书将在110～115页对上肢带骨带进行详细的介绍。

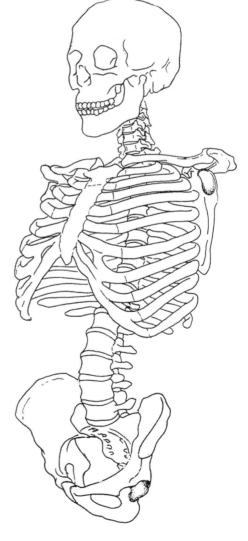

躯干的下部是**骨盆**。它由骶骨、两块髋骨及尾骨构成。
骨盆保证了下肢与躯干相连。
这些骨骼之间的关节为微动关节，这种结构使得它们具有稳定性。
骨盆通过腰骶关节（该关节连接骨盆与脊柱）与躯干相连，我们在43～55页对此进行探讨。

骶骨

骶骨位于骨盆后部正中央，即两块髋骨之间。它呈倒三角形，由五块椎骨（我们可以辨认出它们）合并而成。

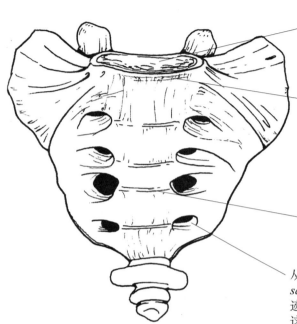

从上方看：中心为**骶骨底**（*basis ossis sacri*）（第 1 骶椎上表面），其上为第 5 腰椎与第 1 骶椎的椎间盘。
骶骨底的后部有**骶管**（*canalis sacralis*），上通椎管。

骶骨底前缘称为**骶岬**（*promontorium*），它是骨盆上口的后部界线。在旁边我们还能看到**骶翼**（*ala sacralis*）。

骶骨的前面呈凹陷状；从它的中部，我们能辨认出椎体的形状，各椎体被横线（*lineae transversae*）（即残存的椎间盘）分隔开来。

从两侧能够看见骶前孔（*foramina sacralia anteriora*），通过部分切迹向外延伸（骶神经的前支均从这里经过）。

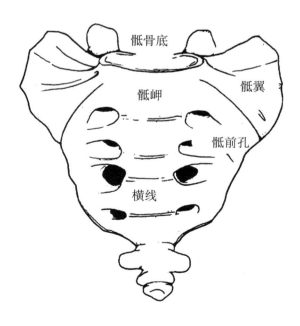

骶骨底

骶岬　　　　骶翼

骶前孔

横线

后面为凸面。从正中线上，我们能看到：
(1) **骶正中嵴**（*crista sacralis mediana*）
（各棘突融合）
(2) 每一侧呈对称分布的**骶骨沟**（各椎弓板融合）
(3) 各关节突融合构成**骶中间嵴**（骶关节嵴）（*crista sacralis intermedia*）
(4) 接下来为**骶后孔**（*foramina sacralis dorsalia*），骶神经后支由此通过
(5) 骶外侧嵴（*crista sacralis lateralis*）

骶骨的外侧面看起来像三角形。我们还能看见一个轻微凹陷的月牙形关节面，它为骶骨**耳状面**（*facies auricularis*）。

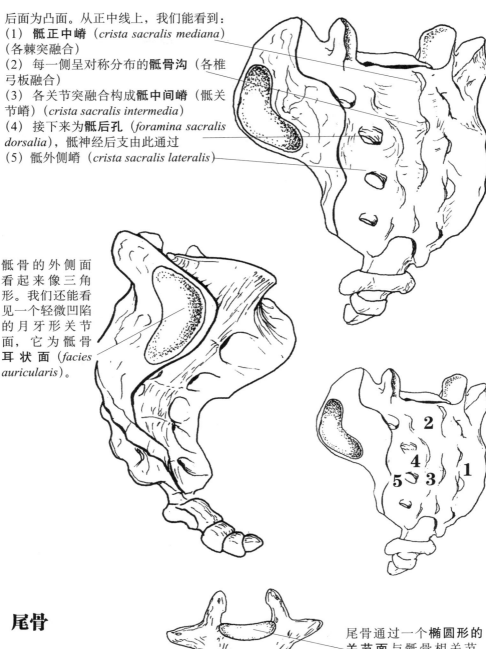

尾骨

尾骨（*os coccyqis*）是个三角形的小骨，由 3 ～ 5 块尾椎融合而成，但是我们已经不能清晰地分辨出每块尾椎。

尾骨通过一个椭圆形的**关节面**与骶骨相关节，关节囊和韧带对其起着固定的作用（该关节通常是不动的）。

51

骶髂关节

该关节有两个耳状面，分别位于骶骨与髂骨上。

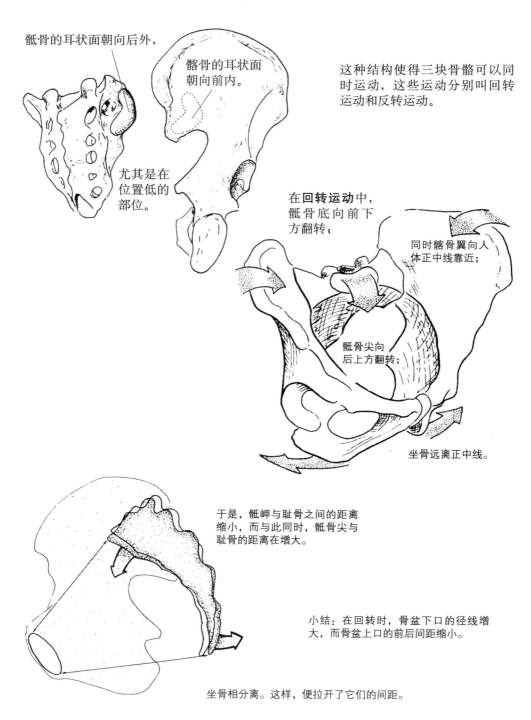

骶骨的耳状面朝向后外，

髂骨的耳状面朝向前内。

尤其是在位置低的部位。

这种结构使得三块骨骼可以同时运动，这些运动分别叫回转运动和反转运动。

在**回转运动**中，骶骨底向前下方翻转；

同时髂骨翼向人体正中线靠近；

骶骨尖向后上方翻转；

坐骨远离正中线。

于是，骶岬与耻骨之间的距离缩小，而与此同时，骶骨尖与耻骨的距离在增大。

小结：在回转时，骨盆下口的径线增大，而骨盆上口的前后间距缩小。

坐骨相分离。这样，便拉开了它们的间距。

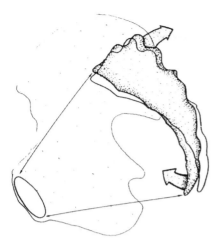

与回转运动相对的是**反转运动**。

骶骨底向后上方翻转；

髂骨翼远离正中线；

骶骨尖向前下方翻转；

而坐骨向正中线靠近。

骨盆上口的前后间距增大，而骨盆下口的口径减小。

骨盆上口与下口间尺寸的变化只出现在分娩过程中：胎儿头部进入骨盆的初期为反转运动，末期（即胎儿娩出）为回转运动。

骶髂韧带

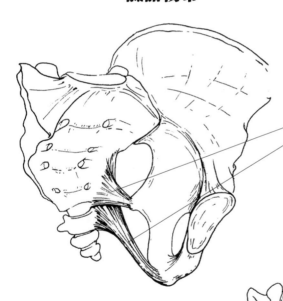

骶髂关节依靠**关节囊**以及坚韧有力的**韧带**来支撑：
关节前部有两束纤维韧带（暂时不作介绍）。

关节下部是**骶棘韧带**（*ligamentum sacrospinale*）和**骶结节韧带**（*ligamentum sacrotuberale*），它们使骶骨的边缘与坐骨相连（这些韧带具有减弱回转运动的作用）；

骶髂关节后部有五条韧带群，它们使腰椎横突、骶椎横突*分别与髂嵴后部相连，这个韧带群称为**骶髂背侧韧带**（*ligamentae sacroiliaca dorsalia*）（有减缓反转运动的作用）。

*骶骨上的横突融合成为骶中间嵴。

脊柱腰段

(*columna lumbale*)

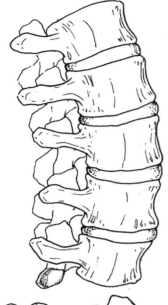

脊柱位于腰部那段介于骨盆与胸廓之间的椎骨,紧连骶骨,向后凹陷。

腰椎

(*vertebra lumbalis*)

腰椎比较粗大,其下段椎体最大。

椎间盘厚度为椎体的 1/3,它是椎体运动的要素。

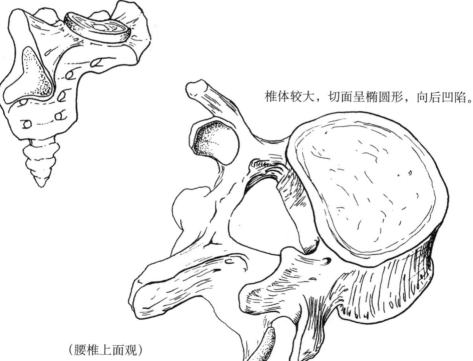

椎体较大,切面呈椭圆形,向后凹陷。

(腰椎上面观)

横突较长(称为"肋状",*processus costari*),其末端有一结节状隆起。

54

上、下关节突均超出了椎体高度，中间狭小的部分为峡。

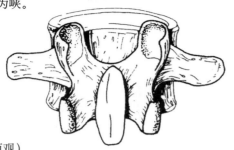

上关节突的关节面呈空心柱状（关节面向后内方）。

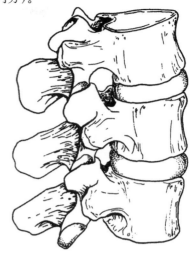

（腰椎后面观）

下关节突的关节面呈实心柱状（关节面向前外方）。
这些关节面跟相邻椎体的关节面相吻合并且逐层嵌套。
这种关节构造使脊椎能做屈、伸以及侧屈运动。

屈

伸

关节面呈垂直状态，近矢状位 *：

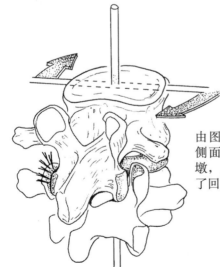

由图看出，它们从侧面看起来就像桥墩，几乎完全限制了回旋运动发生。

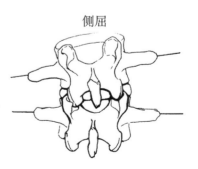

侧屈

*腰椎上段为矢状位，向下逐步倾斜，渐渐倾向于冠状位，当到达腰骶联结处时，则完全呈冠状位。

腰椎运动性总结：屈伸和侧屈运动幅度较大，但是回旋运动幅度极小。

腰骶联合

在骶骨与第 5 腰椎之间，是**腰骶联合** (*articulatio lumbosacralis*)。

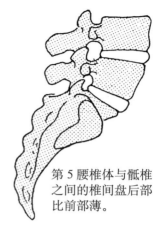

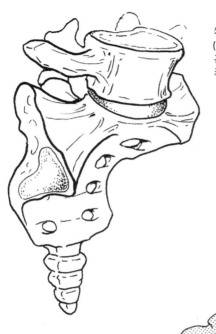

特性：骶骨底前倾 (倾斜程度因人而异，甚至可能存在很大的差异)。

第 5 腰椎体与骶椎之间的椎间盘后部比前部薄。

从整体上看，它呈后部凹陷的弧线状。关节突的关节面几乎呈冠状位。

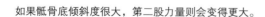

这个部位在静力学上有其特殊性：在第 5 腰椎上的身体重量被分解为两股力量：

一股力量作用在骶骨底上，

另一股力量则有向前滑动的倾向，如同在滑梯上一样。

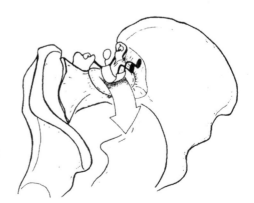

如果骶骨底倾斜度很大，第二股力量则会变得更大。

于是，第 5 腰椎对骶骨底的压力会减小，它更多是通过位于后部的关节突关节来支撑。

第 4 腰椎与第 5 腰椎之间也存在这种静力学的特性。

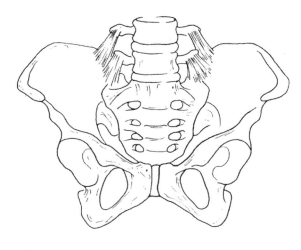

第 4 腰椎与第 5 腰椎通过髂腰韧带
间接固定于骶骨之上，髂腰韧带起
于横突，止于髂嵴。

它们明显限制了侧屈运动的进行。

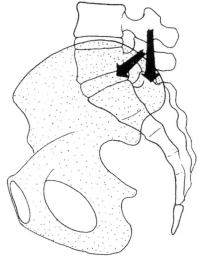

从侧面，我们看见韧带朝向
下方，下面的韧带靠前，上
面的韧带靠后。

而做伸运动时下面的韧带拉紧。

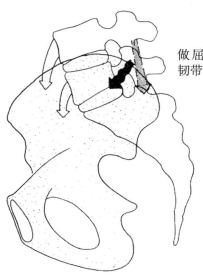

做屈运动时上面的
韧带拉紧，

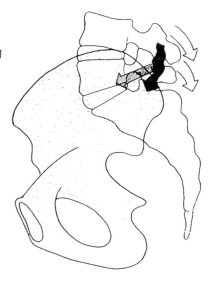

脊柱胸段
(*columna thoracica*)

位于肋骨区域，由 12 块椎骨组成，称为胸椎。

从厚度来看，胸椎椎间盘的厚度约为椎体的 1/6。由此可见它很薄，从而限制了椎体的运动。

在椎体的侧面偏后的部位，有一些与肋骨相连的关节面：
对于第 2～9 胸椎，其关节面一个在上，一个在下。
对于第 1 胸椎，其关节面一个在中部，一个在下面。
而第 11～12 胸椎上仅有一个关节面。

胸椎
(*vertebra thoracica*)

胸椎的椎体呈圆柱形，横断面约呈圆形。

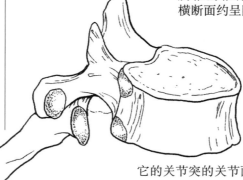

它的关节突的关节面光滑平坦，呈圆形，上关节面朝后（略微朝向外上方）。

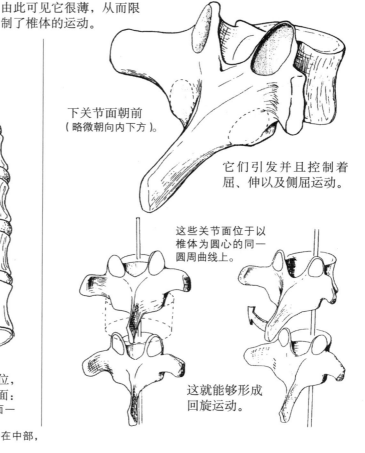

下关节面朝前（略微朝向内下方）。

它们引发并且控制着屈、伸以及侧屈运动。

这些关节面位于以椎体为圆心的同一圆周曲线上。

这就能够形成回旋运动。

椎弓板扁平，呈矩形，彼此呈叠瓦状排列。

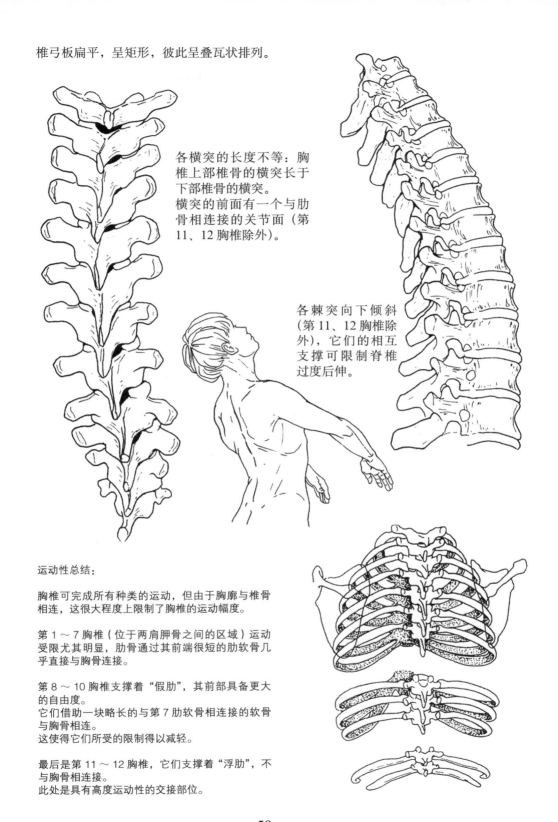

各横突的长度不等：胸椎上部椎骨的横突长于下部椎骨的横突。
横突的前面有一个与肋骨相连接的关节面（第11、12胸椎除外）。

各棘突向下倾斜（第11、12胸椎除外），它们的相互支撑可限制脊椎过度后伸。

运动性总结：

胸椎可完成所有种类的运动，但由于胸廓与椎骨相连，这很大程度上限制了胸椎的运动幅度。

第1～7胸椎（位于两肩胛骨之间的区域）运动受限尤其明显，肋骨通过其前端很短的肋软骨几乎直接与胸骨连接。

第8～10胸椎支撑着"假肋"，其前部具备更大的自由度。
它们借助一块略长的与第7肋软骨相连接的软骨与胸骨相连。
这使得它们所受的限制得以减轻。

最后是第11～12胸椎，它们支撑着"浮肋"，不与胸骨相连。
此处是具有高度运动性的交接部位。

胸廓
(*thorax*)

它由位于后部的胸椎、侧面的肋骨以及前部的胸骨组成。

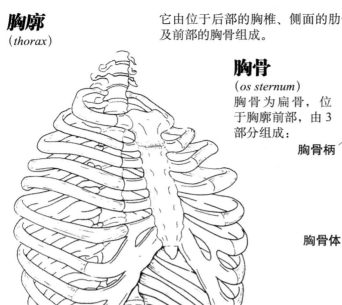

胸骨
(*os sternum*)

胸骨为扁骨，位于胸廓前部，由3部分组成：

胸骨柄

胸骨体

胸骨柄上部与锁骨相连（见110页），胸骨侧缘有**七个切迹**，它们分别连着前七块肋软骨。

剑突

有的胸骨没有剑突。

肋骨
(*costae*)

肋骨为细长的弓状扁骨。

这种形状使得它具备完成呼吸运动所需的伸缩性。

每根肋骨包含以下部分：

－**后端**，后端又分为三部分：

肋头

肋颈

肋结节

第1肋最小，它的肋体呈扁平状。

－**肋体**

－**前端**
连接肋软骨。

肋骨有三种弯曲形式：

－从上面看，肋骨呈水桶柄弯曲；

－从前面看，肋骨的边缘呈现斜体"S"字样；

－一段"展开的"肋骨呈现轴向扭曲。

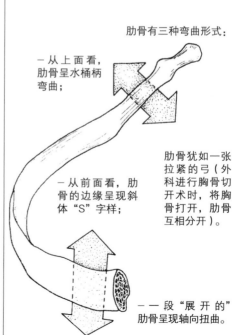

肋骨犹如一张拉紧的弓（外科进行胸骨切开术时，将胸骨打开，肋骨互相分开）。

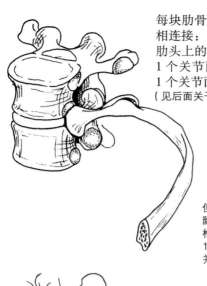

每块肋骨通过三个点与两块椎骨相连接：

肋头上的两个关节面与椎体上的1个关节面相对应，肋结节上的1个关节面与胸椎横突相对应（见后面关于椎骨的细节介绍）。

但第 1、11 及 12 肋除外，它们仅与胸椎体相连，且第 11、12 肋在胸椎横突上并无支撑。

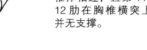

每个关节都由众多的小韧带进行加固。

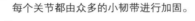

此图中的关节都是通过放大间距来展示的。

此图中的骨骼按正常比例展示。

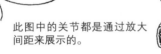

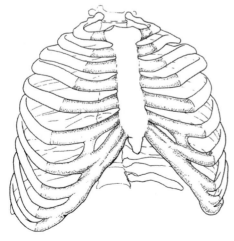

胸廓的前部，每块肋骨通过**肋软骨**（*cartilago costalis*）与胸骨相连。这样的结构增强了胸廓的弹性。

前 7 对肋软骨较短，直接连接于胸骨上，称为"**真肋区**"。

第 8～10 肋的软骨较长，肋骨通过肋软骨连到第 7 肋上，因此为"**假肋区**"，其运动性较强。

第 11、12 肋没有软骨，我们称之为"**浮肋**"。

肋骨的运动

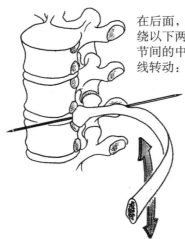

在后面，肋骨绕以下两个关节间的中心轴线转动：

与桶柄的运动相似，肋骨的运动改变了胸廓的直径。

－位于椎体上的关节；
－位于横突上的关节。

然而，这两个关节不以相同方向跟随胸廓节段运动，这影响了肋骨的运动：

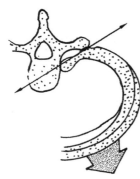

－在胸椎的上部，轴几乎呈冠状位，肋由前向后运动。
当肋骨升高时，胸廓的矢状径增大；

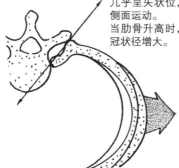

－在胸椎的下部，轴几乎呈矢状位，肋在侧面运动。
当肋骨升高时，胸廓冠状径增大。

在前面，肋通过肋软骨（第 1、10 肋骨）与胸骨相连，肋软骨的弹性使得肋骨能有一定幅度的运动。

肋软骨的分布在不同的节段呈现出差异性。

肋软骨的弹性会随着年龄增长而减小，胸廓的运动性同样随之而减弱。

在胸式吸气过程中，肋骨上升，所以胸廓上部矢状径（前后径）与胸廓下部的冠状径（左右径）增大。

肋软骨承受作用在其自身上的扭力。

在胸式呼气过程中，运动是相反的：肋骨下降，于是胸廓的矢状径与冠状径减小。

肋软骨伸直。

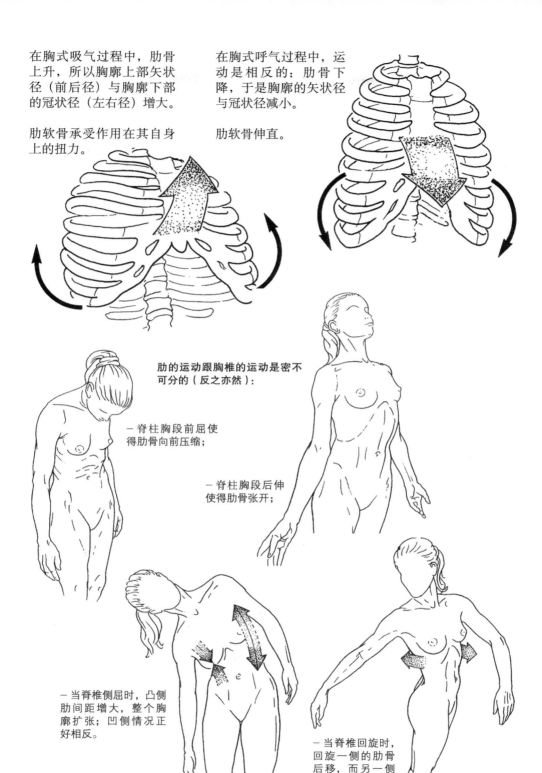

肋的运动跟胸椎的运动是密不可分的（反之亦然）：

－脊柱胸段前屈使得肋骨向前压缩；

－脊柱胸段后伸使得肋骨张开；

－当脊椎侧屈时，凸侧肋间距增大，整个胸廓扩张；凹侧情况正好相反。

－当脊椎回旋时，回旋一侧的肋骨后移，而另一侧的肋骨则前移。

胸腰连接部

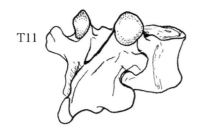

T11

脊柱胸段和腰段之间有一**胸腰连接部**，该部位的运动具有一定的特殊性。

第 12 胸椎（T12）上部具有胸椎的特征。

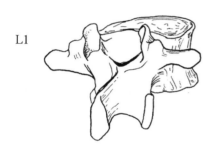

T12

但在下部，它又具有腰椎的特征，尤其是以下特征尤为明显：
－棘突短，使其具备适当的后伸幅度；
－关节突呈实心柱状，大大限制了回旋运动。
第 12 胸椎至第 1 腰椎（L1）之间部位具有腰段的运动性：
－良好的屈伸能力；
－良好的侧屈能力；
－极微小的回旋能力。

L1

第 11 ～ 12 胸椎之间部位具有胸段的运动性，该运动性通过浮肋的自由性得以增大：
－良好的前屈能力；
－良好的后伸能力
（第 11 胸椎的棘突很短）；
－良好的侧屈能力；
－良好的回旋能力。

第 11 ～ 12 胸椎之间的部位是脊柱下段第一个重要的回旋连接点，

有时它会"过劳"
（表现在一些过度用力的回旋运动中）。

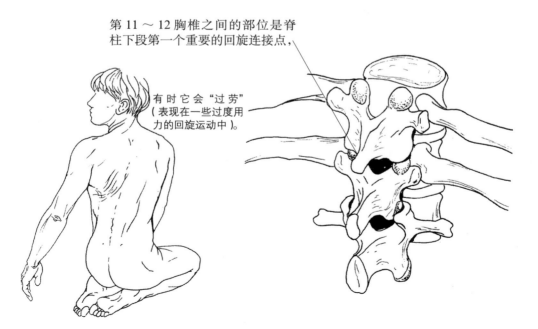

脊柱颈段
(*columna cervicalis*)

此处由构成颈部的骨骼组成。
我们将其分为两部分：

－**颈椎上段或枕下段**，它由
前两块颈椎组成。

第 1 颈椎，又称寰椎，在颅
骨正下方；

第 2 颈椎，又称枢椎。

它们的形态和功能均很特殊，我们
将分别探讨。

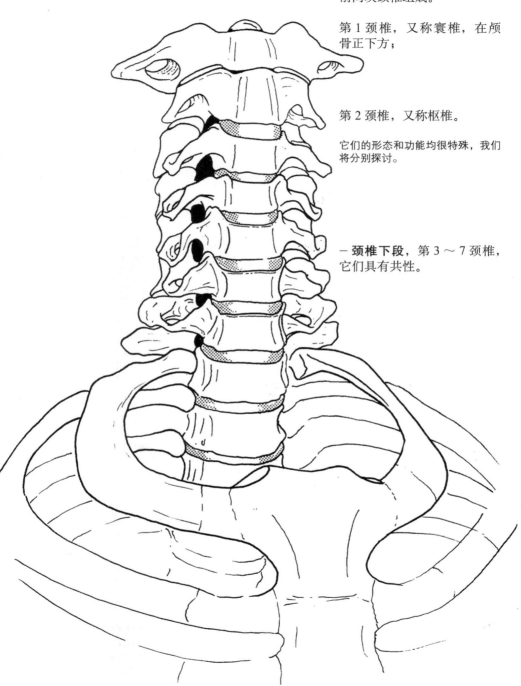

－**颈椎下段**，第 3 ～ 7 颈椎，
它们具有共性。

颈椎 (*vertebra cervicalis*)

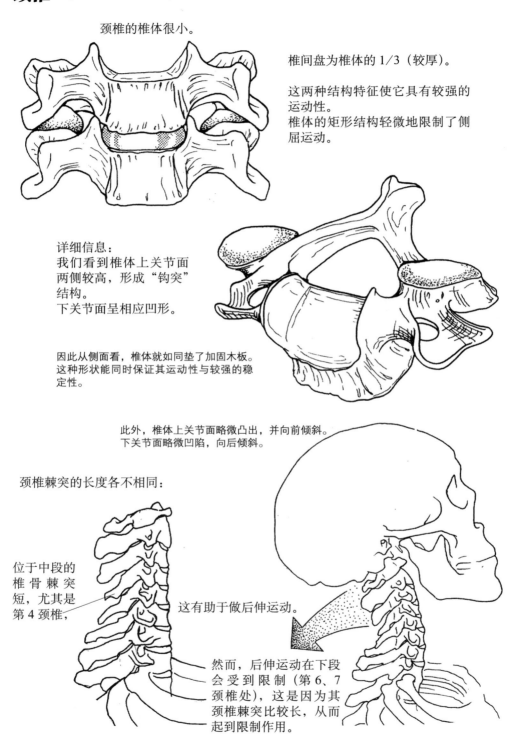

颈椎的椎体很小。

椎间盘为椎体的 1/3（较厚）。

这两种结构特征使它具有较强的运动性。
椎体的矩形结构轻微地限制了侧屈运动。

详细信息：
我们看到椎体上关节面两侧较高，形成"钩突"结构。
下关节面呈相应凹形。

因此从侧面看，椎体就如同垫了加固木板。这种形状能同时保证其运动性与较强的稳定性。

此外，椎体上关节面略微凸出，并向前倾斜。
下关节面略微凹陷，向后倾斜。

颈椎棘突的长度各不相同：

位于中段的椎骨棘突短，尤其是第 4 颈椎，

这有助于做后伸运动。

然而，后伸运动在下段会受到限制（第 6、7 颈椎处），这是因为其颈椎棘突比较长，从而起到限制作用。

66

横突起于两处：

一个是在椎体旁，另外一个是在椎弓根。

横突很宽，它们之间相接触限制了侧屈运动。

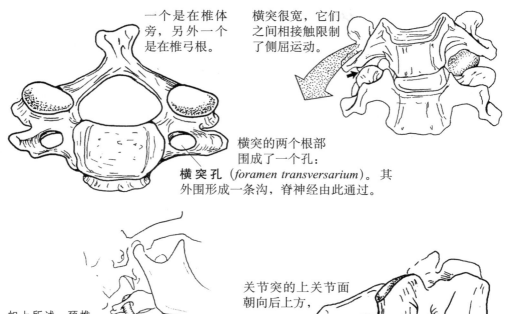

横突的两个根部围成了一个孔：

横突孔 (*foramen transversarium*)。其外围形成一条沟，脊神经由此通过。

如上所述，颈椎横突被"凿穿"，形成一条通道，为**向大脑供应部分血液的椎动脉**开辟道路（第7颈椎除外），这就显示出颈椎正常排列的重要性。

关节突的上关节面朝向后上方，

下关节面朝向前下方。

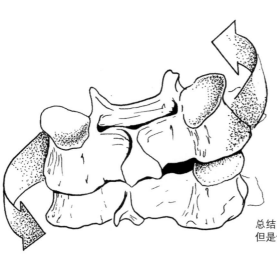

关节突关节面呈 45° 倾斜，这使得它的侧屈运动总是伴随轻微的回旋运动：

事实上，如果我们从上方观察椎体，在侧屈的一侧，关节面向下移动的同时也稍微向后移动。而在侧屈的另一侧，关节面向上并且稍微向前移动。
这两个动作衔接在一起便形成了回旋运动。

总结：颈椎下段的屈、伸和回旋的运动幅度较大，但是侧屈的运动幅度则较小。

67

颈椎枕下段

它是脊柱颈段位置最高的部分。

此部位可进行头部的独立运动，比如轻微的点头和摇头动作。

它由两块特殊的颈椎构成：寰椎和枢椎。

寰椎

它是位于脊椎最上方的第一块椎骨。

实际上，寰椎并不具有椎骨的外形特点，它只是一个骨质的环，由两个侧块（*massa lateralis atlantis*）组成。

侧块

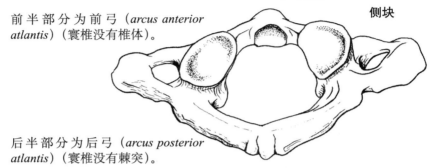

前半部分为前弓（*arcus anterior atlantis*）（寰椎没有椎体）。

后半部分为后弓（*arcus posterior atlantis*）（寰椎没有棘突）。

在侧块外部，我们可以看到较大的横突，有横突孔，椎动脉由此通过。

这个骨质环被连接于侧块内部的
寰椎横韧带（*ligamentum transversum atlantis*）
分为两部分。

其前部包围枢椎的轴
（齿突）（见后页）。

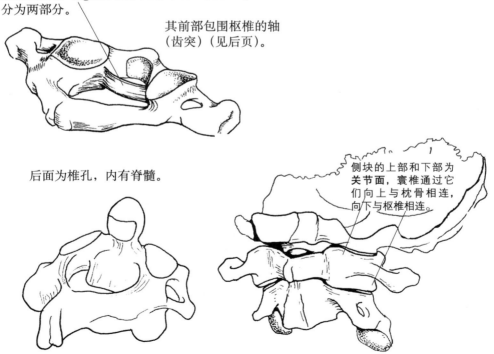

后面为椎孔，内有脊髓。

侧块的上部和下部为
关节面，寰椎通过它
们向上与枕骨相连，
向下与枢椎相连。

枕骨

它位于颅骨底部后方。

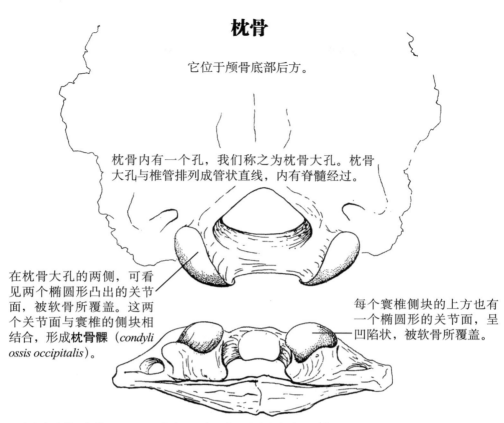

枕骨内有一个孔，我们称之为枕骨大孔。枕骨大孔与椎管排列成管状直线，内有脊髓经过。

在枕骨大孔的两侧，可看见两个椭圆形凸出的关节面，被软骨所覆盖。这两个关节面与寰椎的侧块相结合，形成**枕骨髁**（*condyli ossis occipitalis*）。

每个寰椎侧块的上方也有一个椭圆形的关节面，呈凹陷状，被软骨所覆盖。

上述所有关节面都位于同一圆周曲线上，它们的圆心在颅骨内。从整体来看，犹如一部分实心球体与一部分空心球体相关节。

从力学角度来看，这样的结构可产生多个方向的运动。但是事实上每个关节面是受限制的，类似于溜冰运动中的冰刀一样只能前后移动。

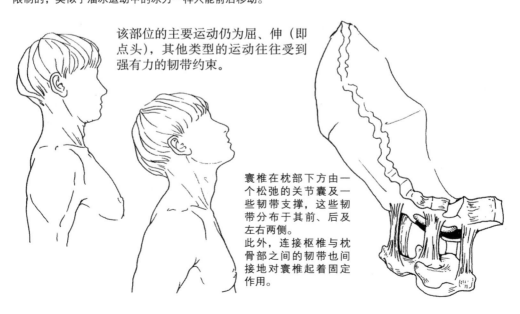

该部位的主要运动仍为屈、伸（即点头），其他类型的运动往往受到强有力的韧带约束。

寰椎在枕部下方由一个松弛的关节囊及一些韧带支撑，这些韧带分布于其前、后及左右两侧。
此外，连接枢椎与枕骨部之间的韧带也间接地对寰椎起着固定作用。

枢椎及与寰椎的连接

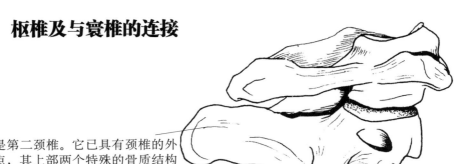

枢椎是第二颈椎。它已具有颈椎的外形特点，其上部两个特殊的骨质结构使得它能够与寰椎相关节。

寰椎与枢椎之间没有椎间盘，只有两个常规的关节（动关节，见 14 页）。
与枢椎相同，寰椎上的关节面也是凸出的：它们相互之间不嵌套，为永久性的动关节。

在椎体的两侧，各有一个椭圆形的凸出的关节面与寰椎一个侧块的下部相接合。

在枢椎体上，有一轴状的骨突为**齿突**（*dens axis*）。它如同一根轴，位于寰椎骨质环的前部。

寰椎与齿突之间有两个关节：

－第一个位于寰椎前弓与齿突前部之间；

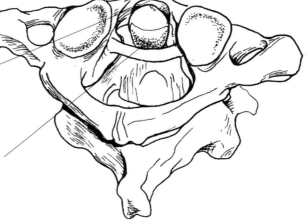

－第二个位于寰椎横韧带（其前方有一个关节面）与齿突后部之间，被一层软骨关节面所覆盖着。

70

如此一来，寰椎以枢椎为支撑并以它为轴转动：此处回旋幅
度最大（摇头动作）。

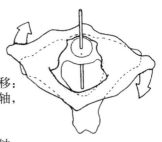

该运动同时包含了回旋与平移：
回旋运动或者以齿突为轴，

或者以两个寰枢关节中的一个为轴。

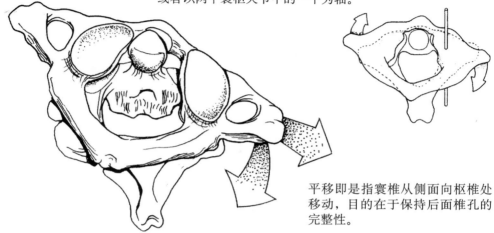

平移即是指寰椎从侧面向枢椎处
移动，目的在于保持后面椎孔的
完整性。

连接枢椎与寰椎的韧带：
－前寰枢韧带（此处无图示）
－后寰枢韧带

连接枢椎与枕骨的韧带：
－翼状韧带
－齿突尖韧带

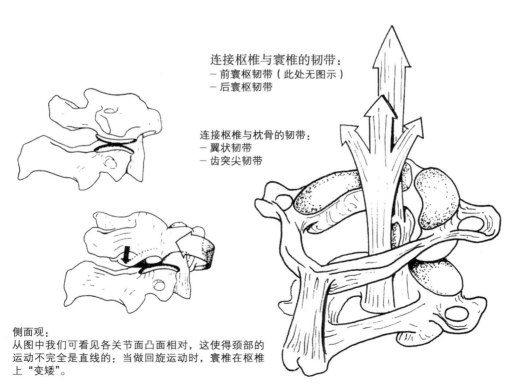

侧面观：
从图中我们可看见各关节面凸面相对，这使得颈部的
运动不完全是直线的：当做回旋运动时，寰椎在枢椎
上"变矮"。

71

人体躯干各骨骼所附的肌肉

肋骨：
背长肌
髂肋肌
前锯肌
背阔肌
斜角肌
肋间肌
肋上肌
胸横肌
膈
腹肌

颅骨
（主要为枕骨和颞骨）：
胸锁乳突肌
颈前肌群
枕下肌
头半棘肌
头夹肌
斜方肌

上肢带、肱骨：
肩胛提肌
菱形肌
背阔肌
斜方肌
胸锁乳突肌

脊椎：
脊椎夹肌
肩胛提肌
下后锯肌
菱形肌
背阔肌
斜方肌
颈最长肌
颈前肌群
斜角肌
肋上肌
膈
腰大肌
腰方肌
腹肌

骨盆：
腰脊肌群
背阔肌
腰大肌
腰方肌
腹肌
盆底肌

股骨：
腰大肌

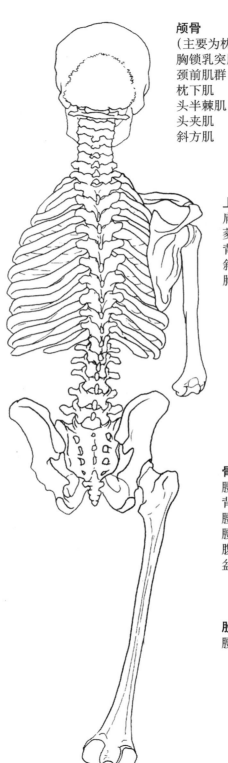

躯干与颈后部的肌肉

躯干后部有众多肌肉，可分为几层。躯干部位最深层的肌肉只连接于椎骨上。它们均由很多小纤维束组成，始于一块椎骨，止于另外一块椎骨。

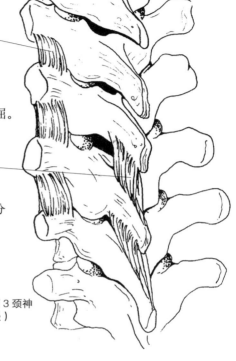

横突间肌
(*intertransversarii*)
它处于相邻两块椎骨的横突之间，横突间韧带的后面。

功能：
它若只作用于一侧，则使椎骨侧屈。

棘间肌
(*interspinalis*)

位于相邻的两个棘突之间，分布在棘间韧带的两侧。

功能：
使椎骨后伸。

支配神经：脊神经后支（第3颈神经～第4骶神经）

多裂肌
(*multifidi*)

位于椎骨后面，分布于骶骨与枢椎之间。

每一段均分为四束，起于横突：

－短层纹状肌或回旋肌（1）
行至该横突上方椎骨的椎弓板；

－短棘肌（3）
能到达起点上方第三块椎骨的棘突；

－长层纹状肌（2）
行至该横突上方第二块椎骨的椎弓板；

－长棘肌（4）
能到达起点上方第四块椎骨的棘突，它覆盖了前三个肌束。

躯干与颈后部的肌肉（续）

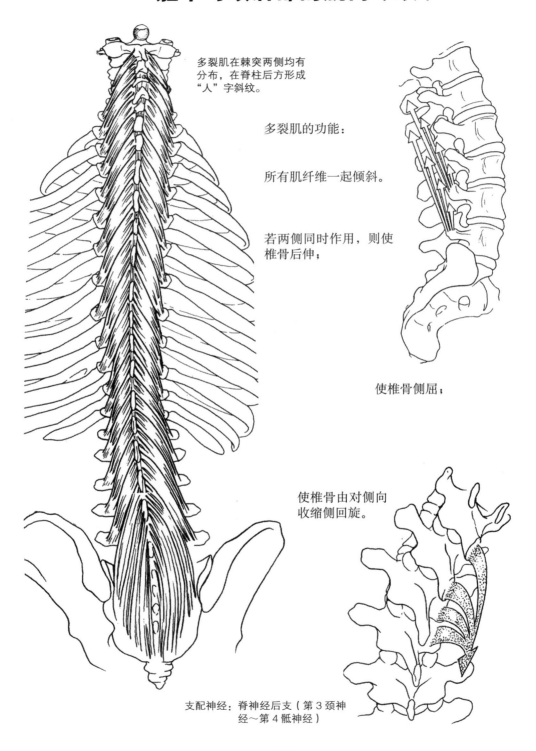

多裂肌在棘突两侧均有分布，在脊柱后方形成"人"字斜纹。

多裂肌的功能：

所有肌纤维一起倾斜。

若两侧同时作用，则使椎骨后伸；

使椎骨侧屈；

使椎骨由对侧向收缩侧回旋。

支配神经：脊神经后支（第3颈神经～第4骶神经）

通过放大的躯干照片探讨脊柱深层肌肉的作用

"隆起"的肌肉（位于矢状面曲线的后凸起处）形成一个中转带。

肌肉自动记录仪在不同脊柱节段画出的曲线显示了多裂肌在不同节段的运动是有区别的，这在放大的躯干照片中尤为明显。

— 多裂肌对第6胸椎作用力很大（此处为胸曲后凸面的顶点）；

— 对第12胸椎的作用力较小；

— 在第3腰椎上它的作用力尤为轻微（此处为腰曲后凹面的顶点）；

由此可见多裂肌在脊柱后凸最明显的部位起着主导作用。

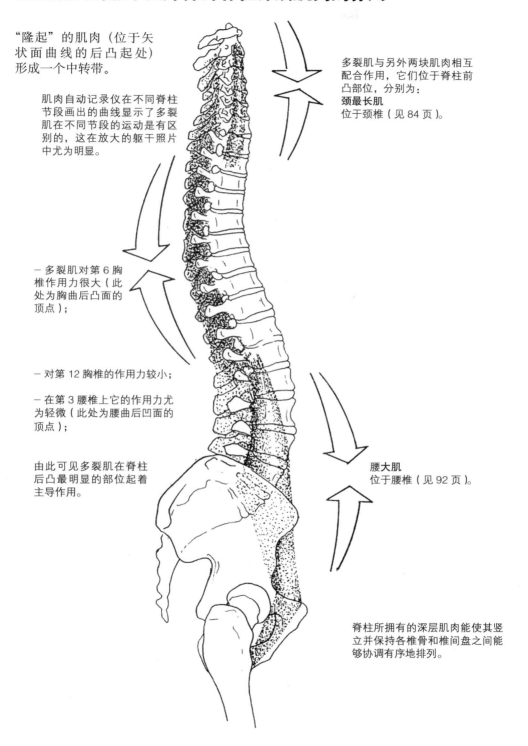

多裂肌与另外两块肌肉相互配合作用，它们位于脊柱前凸部位，分别为：
颈最长肌
位于颈椎（见84页）。

腰大肌
位于腰椎（见92页）。

脊柱所拥有的深层肌肉能使其竖立并保持各椎骨和椎间盘之间能够协调有序地排列。

75

枕下肌

矢状面上，我们在颈段上端能找到颈部
最深层的肌肉：枕下肌。

头后小直肌
(*rectus capitis posterior minor*)
起于寰椎后结节，止于枕骨下部。

头后大直肌
(*rectus capitis posterior major*)
起于枢椎棘突，止于头后小直肌外。

头上斜肌
(*obliquus capitis superior*)
起于寰椎横突，止于头后大直肌外。

上述三块肌肉的功能：

若两侧的肌肉同时收缩，则会使
头部在寰椎与枢椎上做伸运动。

头下斜肌
(*obliquus capitis inferior*)
起于枢椎棘突，止于寰椎横突。

功能：
使寰椎在枢椎上做同侧的伸、侧屈和回
旋运动（无图示）。

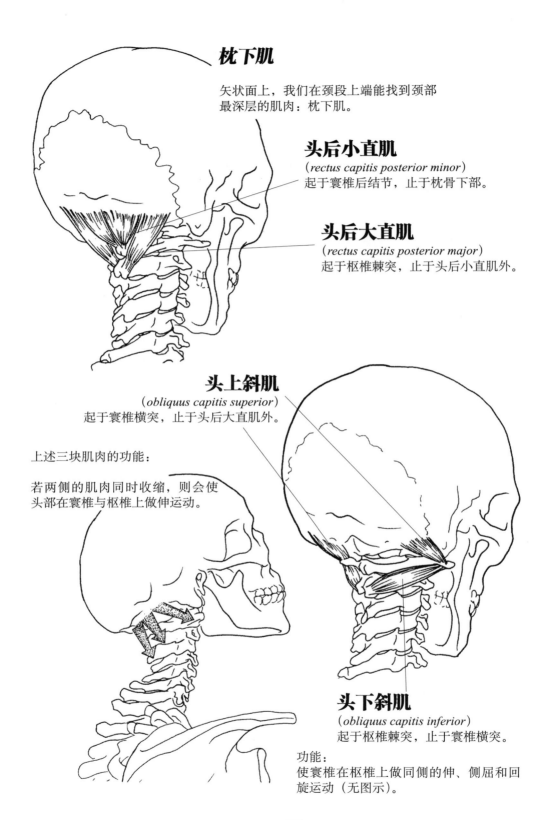

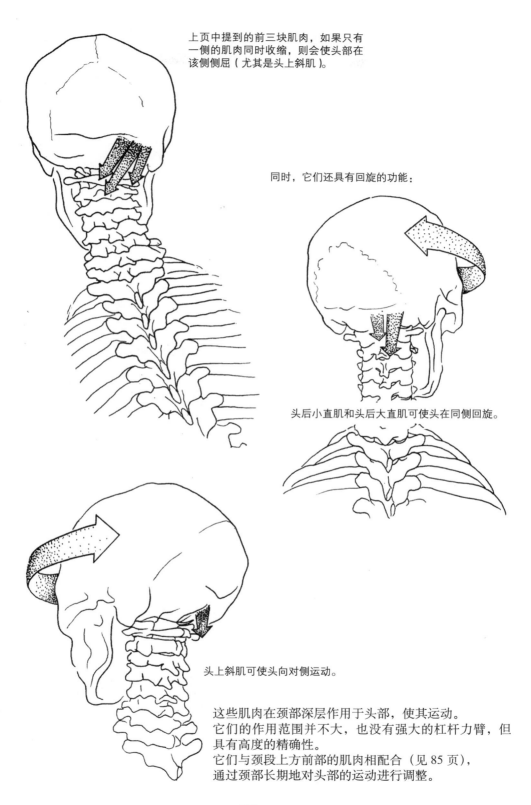

上页中提到的前三块肌肉，如果只有
一侧的肌肉同时收缩，则会使头部在
该侧侧屈（尤其是头上斜肌）。

同时，它们还具有回旋的功能：

头后小直肌和头后大直肌可使头在同侧回旋。

头上斜肌可使头向对侧运动。

这些肌肉在颈部深层作用于头部，使其运动。
它们的作用范围并不大，也没有强大的杠杆力臂，但
具有高度的精确性。
它们与颈段上方前部的肌肉相配合（见85页），
通过颈部长期地对头部的运动进行调整。

躯干与颈后部的肌肉（续）

在多裂肌外部的上方，我们能见到两块起于同一肌群即**共同肌群**（通过筋膜与骶骨和髂嵴后部相连）的肌肉：

－内层的肌肉为：

背最长肌
(*longissimus*)
（见图左边）
它止于胸椎横突与肋骨的后面。它填充在由椎骨和肋骨形成的槽沟内。

支配神经：脊神经后支（第2颈神经～第5腰神经）

－外层的肌肉，位于背最长肌后面：

髂肋肌
(*iliocostalis*)

它为分段肌肉，到达位于第3颈椎上的共同肌群。
第一束止于后6肋，第二束起于此，继续向前止于前6肋（见图右边）。

支配神经：脊神经后支（第4颈神经～第3腰神经）

背最长肌在颈部向上延伸为以下两块肌肉：

－上方为：

头最长肌
(*longissimus capitis*)

它起于第三胸椎至第四颈椎横突，止于乳突（见图左边）；

－下方为：

颈最长肌
(*longissimus cervicis*)

起于上段胸椎横突，止于颈椎下段横突（见图右边）。

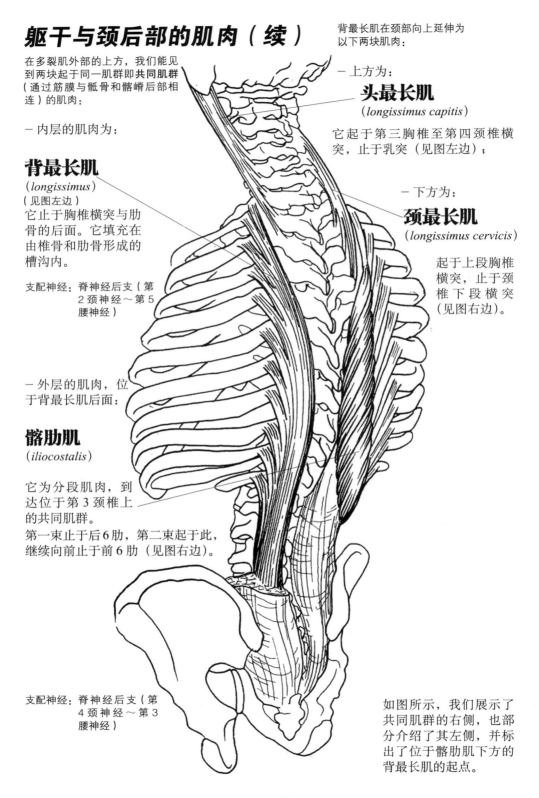

如图所示，我们展示了共同肌群的右侧，也部分介绍了其左侧，并标出了位于髂肋肌下方的背最长肌的起点。

上述肌肉的主要功能就是促成伸运动的产生，从而
使其深层肌肉的功能得以实现。

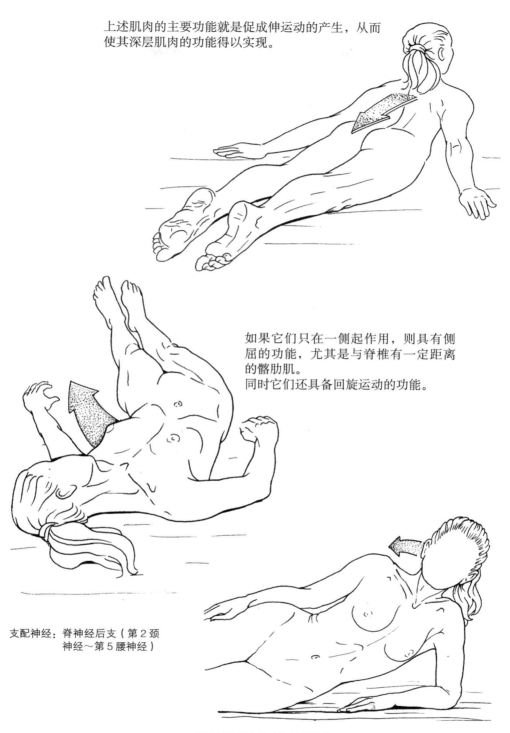

如果它们只在一侧起作用，则具有侧
屈的功能，尤其是与脊椎有一定距离
的髂肋肌。
同时它们还具备回旋运动的功能。

支配神经：脊神经后支（第2颈
　　　　　神经～第5腰神经）

颈最长肌具有使头部侧屈的作用。
若两侧肌肉同时作用，则会使颈椎下部在胸椎上伸。这样，它就
使颈部能够挺立。

躯干与颈后部的肌肉（续）

以下为第二个肌层，它们沿脊椎分布，覆盖在上文提到的肌肉层上面。

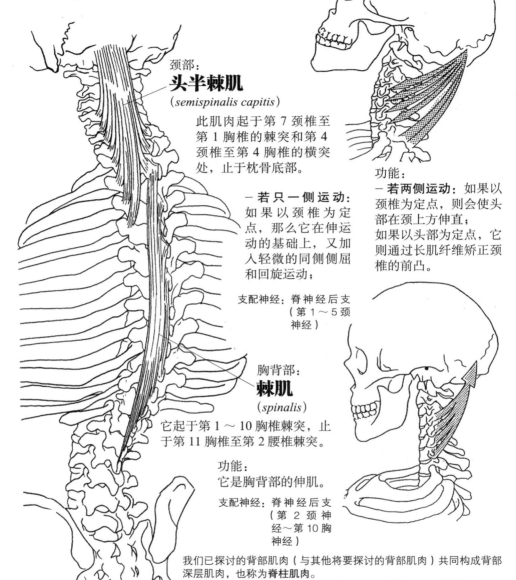

颈部：
头半棘肌
（*semispinalis capitis*）

此肌肉起于第 7 颈椎至第 1 胸椎的棘突和第 4 颈椎至第 4 胸椎的横突处，止于枕骨底部。

－若只一侧运动：
如果以颈椎为定点，那么它在伸运动的基础上，又加入轻微的同侧侧屈和回旋运动；

支配神经：脊神经后支（第 1～5 颈神经）

功能：
－若两侧运动：如果以颈椎为定点，则会使头部在颈上方伸直；
如果以头部为定点，它则通过长肌纤维矫正颈椎的前凸。

胸背部：
棘肌
（*spinalis*）

它起于第 1～10 胸椎棘突，止于第 11 胸椎至第 2 腰椎棘突。

功能：
它是胸背部的伸肌。

支配神经：脊神经后支（第 2 颈神经～第 10 胸神经）

我们已探讨的背部肌肉（与其他将要探讨的背部肌肉）共同构成背部深层肌肉，也称为**脊柱肌肉**。

它们仅有微小杠杆力臂，所以几乎不具备完成某些大运动的能力，比如水平位置上的脊柱后伸运动，但它们却具备精确运动功能。

人体直立时，从总体上来看，它能够保持脊柱的直立状态，时刻协调各椎骨在定位中的微小差异以使之保持平衡。

当人体处于站姿时，这些肌肉几乎持续不断地起作用。

从生理学角度来看，这种情况是完全可能的。因为它们具备强壮肌肉的生理学特性，可持续工作且无疲劳状态。例如：头部持续一天竖立在颈上，依旧能保持同样的状态，这缘于这些肌肉的作用和特性。

以下肌肉层面由两块肌肉组成：夹肌和肩胛提肌。

夹肌

由两部分组成：

头夹肌
(*splenius capitis*)

起于第 6 颈椎至第 7 胸椎棘突，止于枕骨与颞骨底部。

功能：
以胸椎为定点：
－若两侧运动时，它使头部在颈部上伸，同时也使颈椎伸；

－若只有一侧运动时，它则使头颈向同侧侧屈和回旋。

颈夹肌
(*splenius cervicis*)

起于第 5～7 胸椎（棘突），止于 1～3 颈椎（横突）。

功能：
与头夹肌作用相同，但是它没有使头部在颈部上运动的作用。

支配神经：脊神经后支
（第 1～8
颈神经）

肩胛提肌

(*levator scapulae*)

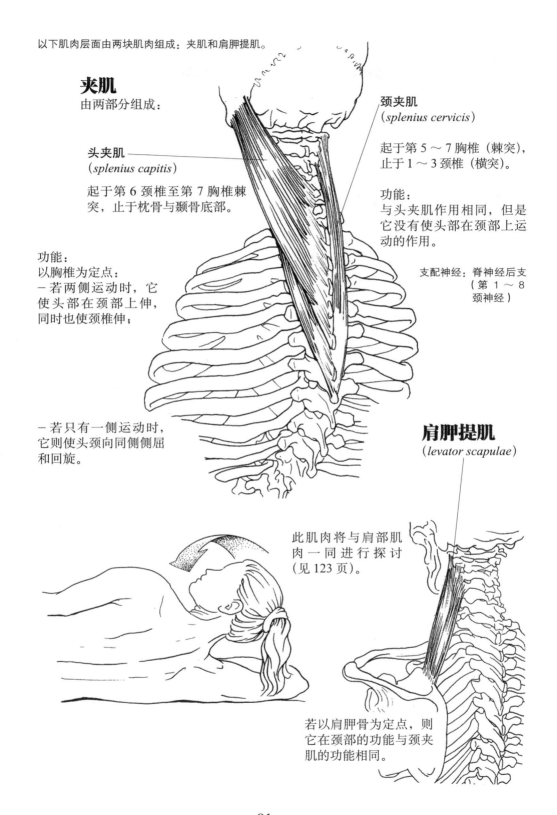

此肌肉将与肩部肌肉一同进行探讨（见 123 页）。

若以肩胛骨为定点，则它在颈部的功能与颈夹肌的功能相同。

躯干与颈后部的肌肉（续）

以下层面由后锯肌构成。

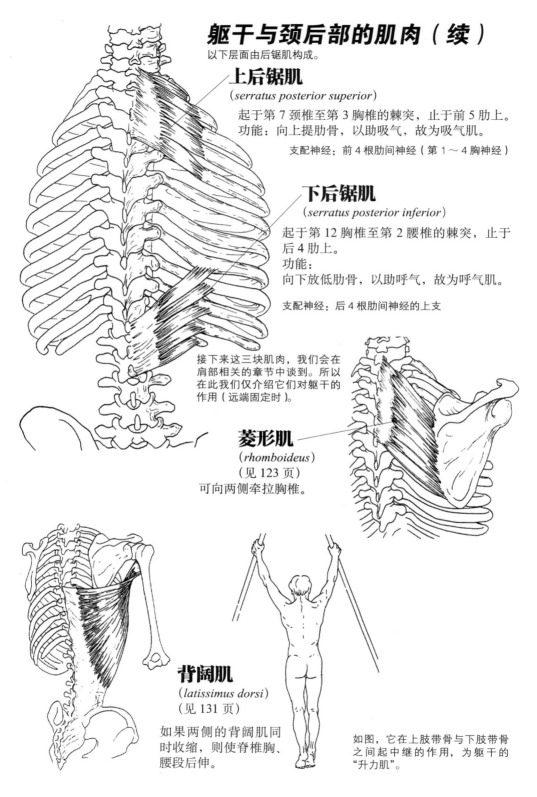

上后锯肌

(*serratus posterior superior*)

起于第 7 颈椎至第 3 胸椎的棘突，止于前 5 肋上。
功能：向上提肋骨，以助吸气，故为吸气肌。

支配神经：前 4 根肋间神经（第 1～4 胸神经）

下后锯肌

(*serratus posterior inferior*)

起于第 12 胸椎至第 2 腰椎的棘突，止于
后 4 肋上。
功能：
向下放低肋骨，以助呼气，故为呼气肌。

支配神经：后 4 根肋间神经的上支

接下来这三块肌肉，我们会在
肩部相关的章节中谈到。所以
在此我们仅介绍它们对躯干的
作用（远端固定时）。

菱形肌

(*rhomboideus*)

（见 123 页）

可向两侧牵拉胸椎。

背阔肌

(*latissimus dorsi*)

（见 131 页）

如果两侧的背阔肌同
时收缩，则使脊椎胸、
腰段后伸。

如图，它在上肢带骨与下肢带骨
之间起中继的作用，为躯干的
"升力肌"。

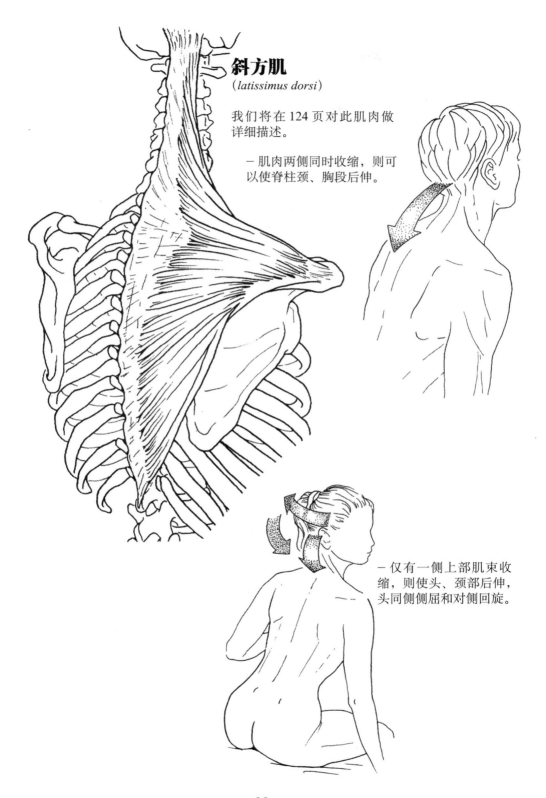

斜方肌
(*latissimus dorsi*)

我们将在 124 页对此肌肉做
详细描述。

－肌肉两侧同时收缩，则可
以使脊柱颈、胸段后伸。

－仅有一侧上部肌束收
缩，则使头、颈部后伸，
头同侧侧屈和对侧回旋。

颈前面及侧面的肌肉

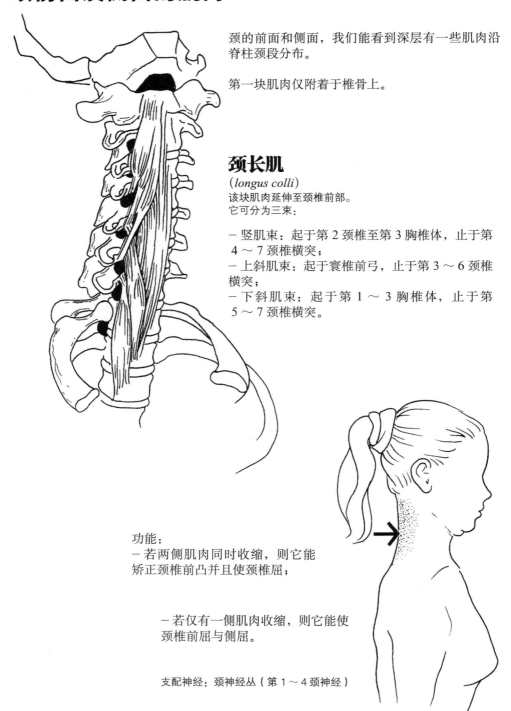

颈的前面和侧面，我们能看到深层有一些肌肉沿脊柱颈段分布。

第一块肌肉仅附着于椎骨上。

颈长肌

(*longus colli*)
该块肌肉延伸至颈椎前部。
它可分为三束：

－竖肌束：起于第 2 颈椎至第 3 胸椎体，止于第 4 ～ 7 颈椎横突；
－上斜肌束：起于寰椎前弓，止于第 3 ～ 6 颈椎横突；
－下斜肌束：起于第 1 ～ 3 胸椎体，止于第 5 ～ 7 颈椎横突。

功能：
－若两侧肌肉同时收缩，则它能矫正颈椎前凸并且使颈椎屈；

－若仅有一侧肌肉收缩，则它能使颈椎前屈与侧屈。

支配神经：颈神经丛（第 1 ～ 4 颈神经）

84

下列肌肉附着于脊柱颈段和枕骨上（位于颅骨的后下方）。

头前直肌
(*rectus capitis anterior*)

这是一块小肌肉，起于枕骨（位于头后小直肌前），止于寰椎前部。

功能：
－两侧肌肉同时收缩使头部在寰椎上前屈；
－一侧肌肉收缩产生同侧侧屈和回旋运动。
支配神经：颈神经丛（第1颈神经）

头侧直肌
(*rectus capitis lateralis*)

头长肌
(*longus capitis*)

起于枕骨（位于头后小直肌前），止于第3～6颈椎横突。

功能：
－两侧肌肉同时收缩会使颈椎上部竖直并且使头部略微前屈；

－只有一侧肌肉收缩会使颈椎上部侧屈。

这是一块小肌肉，起于枕骨（咽结节），止于寰椎横突。

功能：
－两侧肌肉同时收缩使头部在寰椎上前屈；

－一侧肌肉收缩会产生侧屈运动。

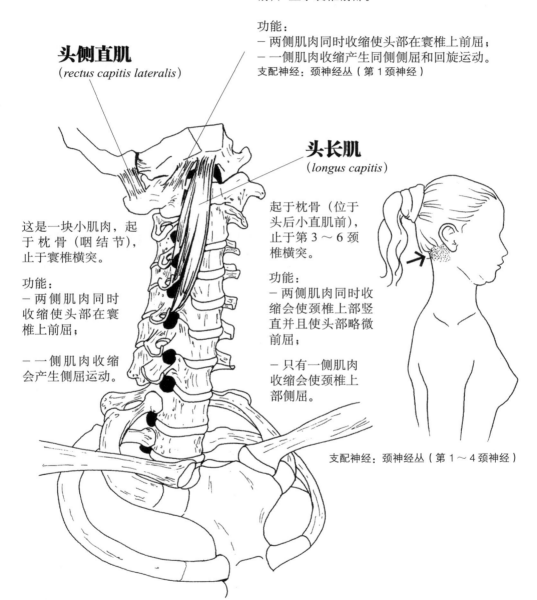

支配神经：颈神经丛（第1～4颈神经）

颈长肌与头长肌协同斜角肌共同作用，使颈椎稳固，且能够以颈椎为定点完成吸气运动（见87页）。

颈前面及侧面的肌肉（续）

以下肌肉使得颈椎至前两肋处于紧绷
状态：

斜角肌
(*scaleni*)
它可分为：

前斜角肌
(*scalenus anterior*)

起于第 3 ～ 6 颈椎横突，止于第 1 肋
（前部有一凸起，称为前斜角肌结节）；

中斜角肌
(*scalenus medius*)

起于第 2 ～ 7 颈椎横突，
止于前斜角肌后部。

后斜角肌
(*scalenus posterior*)

起于第 4 ～ 6 颈椎横突，
止于第 2 肋中部。

支配神经：臂神经丛
（第 4 ～ 8
颈神经）

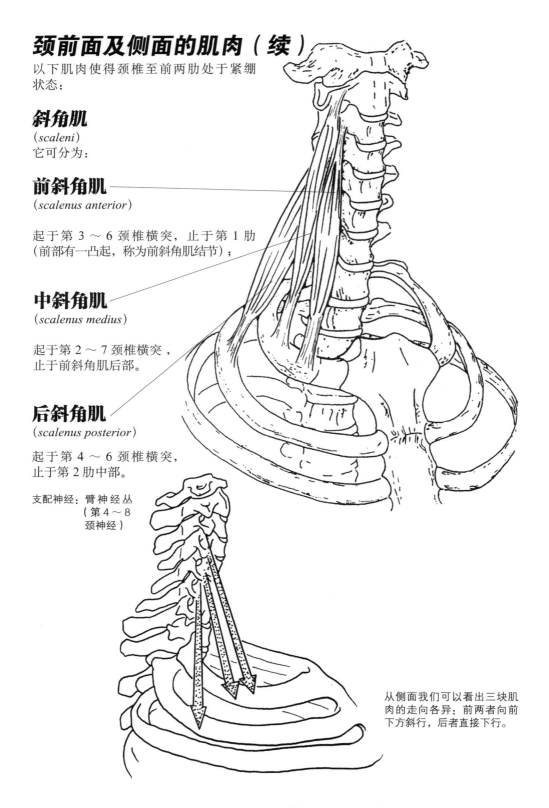

从侧面我们可以看出三块肌
肉的走向各异：前两者向前
下方斜行，后者直接下行。

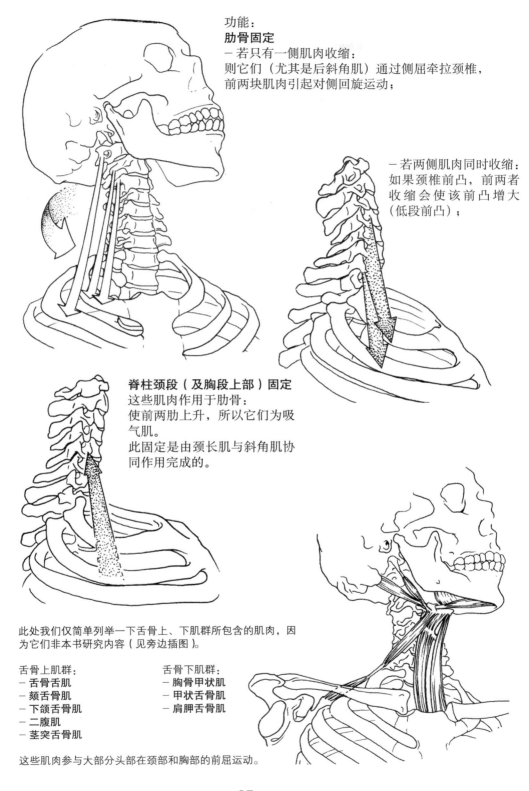

功能：
肋骨固定
－若只有一侧肌肉收缩：
则它们（尤其是后斜角肌）通过侧屈牵拉颈椎，
前两块肌肉引起对侧回旋运动；

－若两侧肌肉同时收缩：
如果颈椎前凸，前两者
收缩会使该前凸增大
（低段前凸）；

脊柱颈段（及胸段上部）固定
这些肌肉作用于肋骨：
使前两肋上升，所以它们为吸
气肌。
此固定是由颈长肌与斜角肌协
同作用完成的。

此处我们仅简单列举一下舌骨上、下肌群所包含的肌肉，因
为它们非本书研究内容（见旁边插图）。

舌骨上肌群：　　　　　　舌骨下肌群：
－舌骨舌肌　　　　　　　－胸骨甲状肌
－颏舌骨肌　　　　　　　－甲状舌骨肌
－下颌舌骨肌　　　　　　－肩胛舌骨肌
－二腹肌
－茎突舌骨肌

这些肌肉参与大部分头部在颈部和胸部的前屈运动。

87

颈前面及侧面的肌肉（续）

在前文所提到的肌肉之上有一块浅层肌肉：

胸锁乳突肌
(*sternocleidomastoideus*)
顾名思义，这块肌肉将颅骨与锁骨、胸骨连接起来。

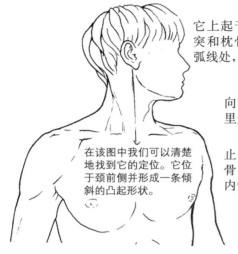

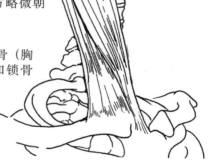

它上起于颞骨乳突和枕骨上部的弧线处，

向前下方略微朝里走行，

止于胸骨（胸骨柄）和锁骨内侧。

在该图中我们可以清楚地找到它的定位。它位于颈前侧并形成一条倾斜的凸起形状。

此处，这两块肌肉的肌腱形成了凹形的胸骨上窝。

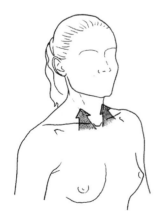

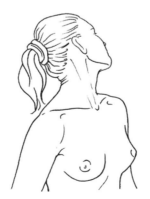

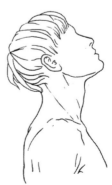

功能：
颅骨固定
它能提升胸骨与锁骨内侧，故为吸气肌；

胸骨固定
－如果仅一侧肌肉收缩，则会使头部自对侧向同侧回旋、同侧侧屈及伸；

－如果两侧肌肉收缩，则会使头部后伸，最终使颈椎前凸更加明显。

支配神经：脊神经（第11脑神经）
颈神经丛（第1～2颈神经）

胸肌

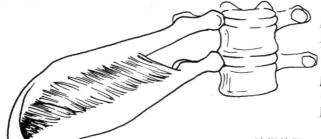

肋间肌

每两根肋骨之间的肌肉，它们分为两个层面：

肋间内肌
(*intercostales interni*)
肌纤维向后下方斜行。

肋间外肌
(*intercostales externi*)
肌纤维向前下方斜行。

功能：
它们构成一个肌层，把各肋骨连接在一起，从而让胸腔成为一个结构紧密的整体。

就这样当肌肉（如前斜角肌）牵拉第 1 肋时，正是由于肋间肌的作用，全体肋骨得到牵拉。

支配神经：第 1 ～ 11 肋间神经

肋提肌
(*levares costarum*)

它们起于胸椎横突，止于其下面紧邻的肋骨或者其下第 2 根肋骨。

功能：
它们的收缩使得椎骨回旋或者肋骨提升，这具体取决于定点是肋骨还是脊柱。
支配神经：脊神经后支

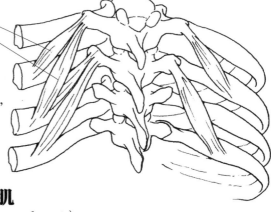

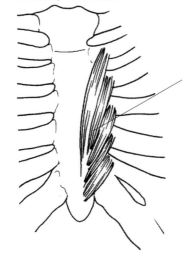

胸横肌
(*transversus thoracis*)

起于胸骨后面下部以及剑突。
它的肌纤维构成向第 2 ～ 6 肋软骨走行的纤维束。
它们向内下方斜行。

功能：
降低肋软骨，故为呼气肌。
支配神经：第 2 ～ 6 肋间神经

胸大肌和前锯肌将同肩部肌肉一起讲解（见 120 页和 130 页）。

膈
(*diaphragma*)

为扁薄阔肌，呈轮辐状，位于胸
廓内部。它向上汇集成一个穹形
屋顶，位于胸、腹腔之间。

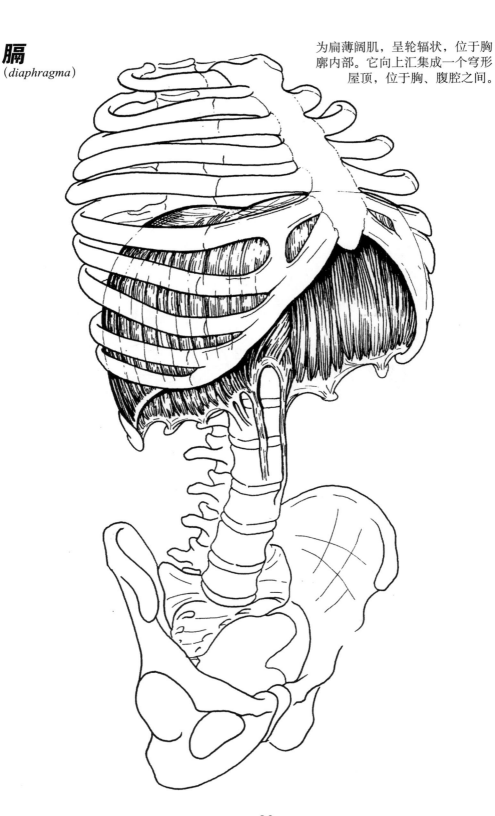

如图所示从上、下两个角度观察膈，我们可看到其中央部分为腱膜（与三叶草形状略微相似），它叫**中心腱**（*centrum tendineum*）。

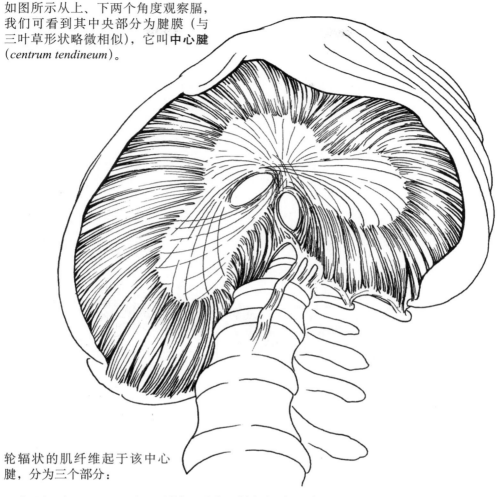

轮辐状的肌纤维起于该中心腱，分为三个部分：

－胸骨部（*pars sternalis*）肌纤维，附着于剑突上（深面）；

－肋部（*pars costalis*）肌纤维，附着于肋软骨与第 7～12 肋骨上（深面），与横肌纤维相啮合；

－腰部（*pars lumbalis*）肌纤维，通过左右两侧的"脚"附着于腰椎上：

　－位于第 1～4 腰椎右侧椎体以及第 1～3 腰椎左侧椎体上的内侧脚；

　－位于跨越两块肌肉的弓状韧带上的外侧脚：

　　　　内侧弓状韧带（*arcuatum mediale*）：起于第 1 腰椎体，止于第 1 腰椎横突；

　　　　外侧弓状韧带（*arcuatum laterale*）：起于第 1 腰椎横突，止于第 12 肋。

膈上有孔，为一些血管（主动脉、腔静脉、奇静脉）、神经以及食管出入的通道。

功能：

膈是主要的吸气肌（见 100 页）。

支配神经：膈神经（第 3～5 颈神经）

腰椎两侧的肌肉

在腰椎侧面我们能找到两块肌肉：

腰大肌
(*psoas*)

我们将把腰大肌与髂肌放在一起讨论，请见 234 页。

本章我们着重陈述它对脊柱的功能（以股骨为定点）：

— 两侧作用：

由于它的肌纤维是向前下方斜行，故长久以来腰大肌的作用被描述为使腰椎前凸。

不过，我们可以想象出这块多关节肌（跨越了八个关节，其中有六个关节为椎间关节）在脊柱腰段的功能会更复杂。

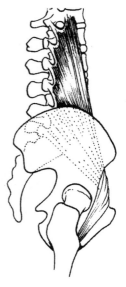

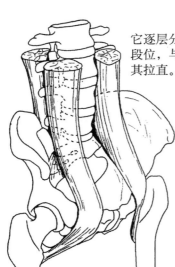

它逐层分布在这个凸起的不同段位，与脊柱侧肌协同作用将其拉直。

它们共同构成一根由四束肌肉柱包围腰椎而成的"混合梁"。更恰当地说，腰大肌起着"矫正"的作用，甚至可以说它是脊柱腰段的"前凸矫正器"。
这是从肌电图（把软电极刺入肌肉内部）的记录中得出的结论。

— 单侧作用：

如果仅一侧肌肉收缩，腰大肌则会引起腰椎侧屈、前屈和对侧向同侧的回旋。

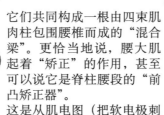

支配神经：腰丛第 1～3 腰神经

腰方肌
(quadratus lumborum)

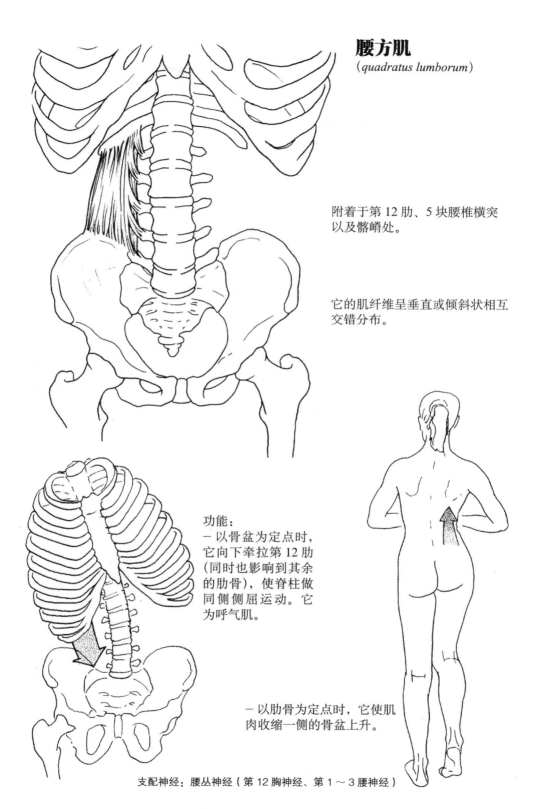

附着于第 12 肋、5 块腰椎横突以及髂嵴处。

它的肌纤维呈垂直或倾斜状相互交错分布。

功能:
- 以骨盆为定点时,它向下牵拉第 12 肋(同时也影响到其余的肋骨),使脊柱做同侧侧屈运动。它为呼气肌。

- 以肋骨为定点时,它使肌肉收缩一侧的骨盆上升。

支配神经:腰丛神经(第 12 胸神经、第 1～3 腰神经)

腹肌

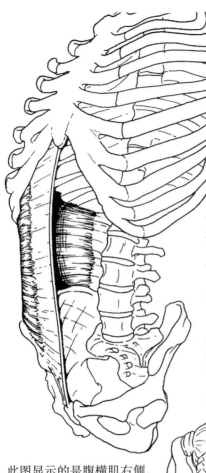

腹肌不仅仅指位于腹部前面的肌肉，其中大部分肌肉都延伸至腹部两侧甚至后面。

腹横肌

(*transversus abdominis*)

腹横肌为最深层肌。

该肌肉附着于以下几处：

－最后七块肋骨深面；

此示意图着重展示腹横肌下半部分。

－五块腰椎横突处，通过后筋膜相连接；

－髂嵴；

－股骨弓；

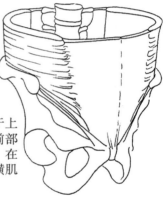

一些横向肌肉纤维起于上述附着点，它们向腹前部延伸，止于腹前筋膜，在白线处与另一侧的腹横肌筋膜相连。

此图显示的是腹横肌右侧。

功能：

肌纤维呈环状，在收缩过程中使得腹部的直径变小。

若椎骨固定，腹横肌收缩则引起收腹运动。

若以腹前筋膜为定点，则会引起腰椎前凸。

最简单的感受腹横肌收缩的方法就是咳嗽。

支配神经：肋间神经（第 7 ～ 12 胸神经）、髂腹下神经和髂腹股沟神经（第 1 腰神经）

腹内斜肌

(*obliquus internus abdominis*)

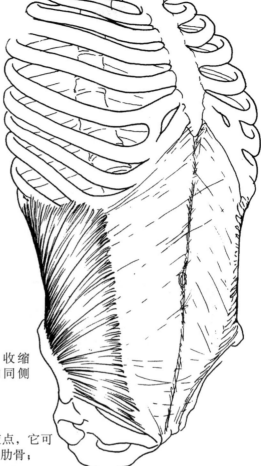

该肌肉附着于股骨弓、髂嵴和腰部筋膜，其肌纤维呈扇形走向，之后：

－上部止于最后四根肋骨；

－接下来止于腹内斜肌筋膜，其上部附着于肋软骨和胸骨，下部附着于耻骨，前部附着于白线处对侧腹内斜肌的筋膜上。

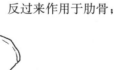

功能：
－一侧肌肉收缩则使躯干向同侧侧屈和回旋；

若以骨盆为定点，它可反过来作用于肋骨；

－若两侧肌肉同时收缩：

如以骨盆为定点，则会使躯干前屈；如同时以椎骨和骨盆为定点，则会通过向后牵拉肋骨而使其下降。此时它为呼气肌（无图示）。

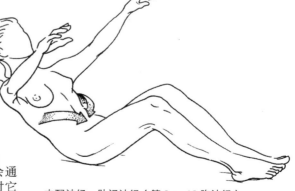

支配神经：肋间神经（第 9 ～ 12 胸神经）
髂腹下神经和髂腹股沟神经（第 1 腰神经）

腹肌（续）

腹外斜肌

(obliquus externus abdominis)

该肌肉附着于：

－最后七肋上（与前锯肌相啮合）；

－髂嵴和腹股沟韧带上。

肌纤维向腹外斜肌筋膜斜行（起于胸骨，止于耻骨）。
这两块肌肉筋膜向前在白线处相结合。

功能：
－**若仅一侧肌肉收缩**，它使躯干向同侧侧屈和向对侧回旋；

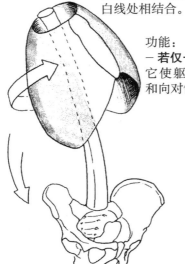

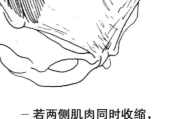

－**若两侧肌肉同时收缩**，它使躯干前屈。

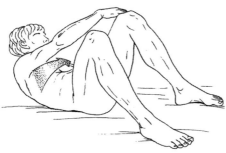

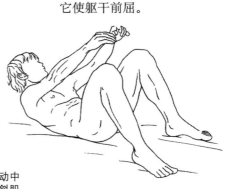

骨盆固定，该肌肉收缩会使肋骨下降，故为呼气肌（无图示）。

所有腹斜肌在躯干螺旋形回旋运动中协同作用：腹外斜肌与对侧腹内斜肌相协调。例如：躯干向右回旋（伴随前屈）将通过右腹内斜肌和左腹外斜肌的同步收缩而完成。

支配神经：肋间神经（第7～12胸神经）、髂腹下神经和髂腹股沟神经（第1腰神经）

腹直肌

(rectus abdominis)

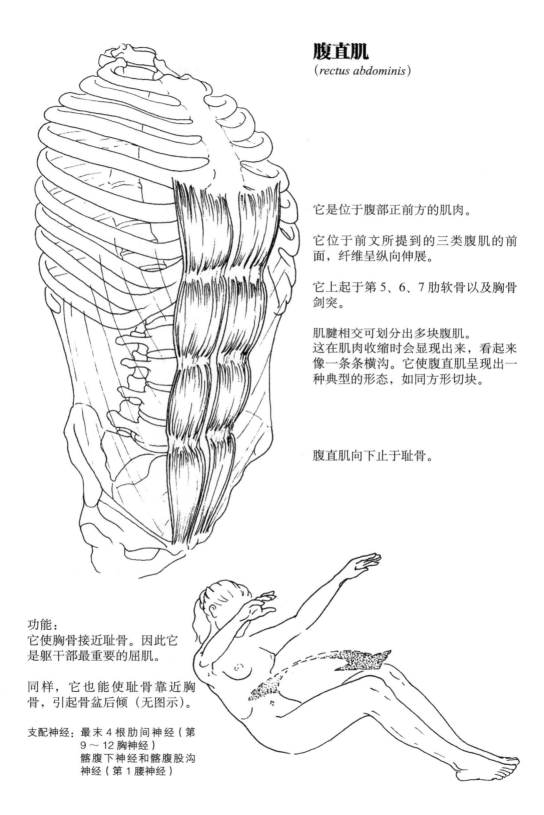

它是位于腹部正前方的肌肉。

它位于前文所提到的三类腹肌的前面，纤维呈纵向伸展。

它上起于第 5、6、7 肋软骨以及胸骨剑突。

肌腱相交可划分出多块腹肌。
这在肌肉收缩时会显现出来，看起来像一条条横沟。它使腹直肌呈现出一种典型的形态，如同方形切块。

腹直肌向下止于耻骨。

功能：
它使胸骨接近耻骨。因此它是躯干部最重要的屈肌。

同样，它也能使耻骨靠近胸骨，引起骨盆后倾（无图示）。

支配神经：最末 4 根肋间神经（第
　　　　　9 ～ 12 胸神经）
　　　　　髂腹下神经和髂腹股沟
　　　　　神经（第 1 腰神经）

97

盆膈

由肛提肌与尾骨肌两块肌肉组成，它们在小骨盆构成一个形似吊床的结构，是坐骨、尾骨的提肌。

盆膈前部为尿生殖膈，它们共同构成了盆膈整体结构。

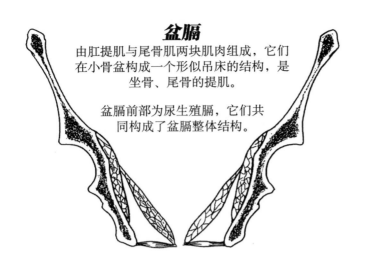

肛提肌
(*levator ani*)

肛提肌位于小骨盆内，起于耻骨与坐骨棘之间的肛提肌腱弓，途经闭孔。

它在肛门前、后的正中线上与对侧的肛提肌纤维相连，

止于尾骨与骶骨的边缘（下部）。

男、女性别不同，肛提肌前部结构形式也不同：女性此处有一裂口，为盆膈裂孔（如图）；而男性此处呈封闭状态（无图示）。
支配神经：骶丛旁支（第 3 骶神经）

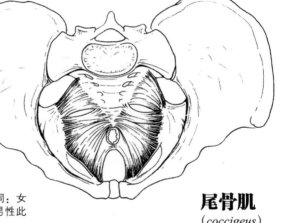

尾骨肌
(*coccigeus*)

它起于坐骨棘，止于骶骨与尾骨。
支配神经：阴部神经丛旁支（第 4 骶神经）

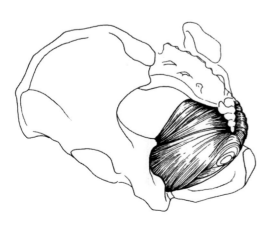

功能：
它除了能节制大小便之外，还起到支撑小骨盆内脏器官的作用。

它还能引起骶骨的反转运动。

注意：
在以股骨为基础的骨盆定位运动中，以上肌肉不起任何作用，因为它们在股骨上并没有附着点。

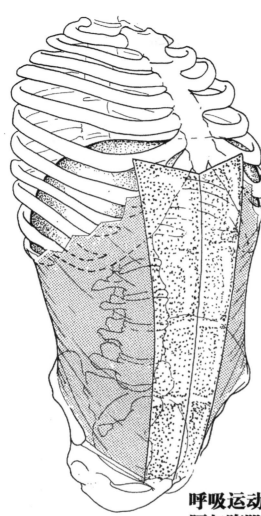

腹壁

由所有限定腹腔内脏位置的结构所构成的整体：

－ 上部：膈、末端肋骨和肋软骨、胸骨；

－ 后部：腰椎；

－ 前部：腹肌；

－ 下部：骨盆和盆膈。

呼吸运动中的膈与腹肌

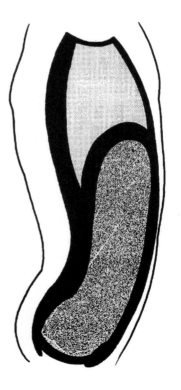

躯干有两大部分：胸部与腹部。从力学角度上看，两者是完全不同的：
－ 腹部可比作一个可变形而不可压缩的液体箱；
－ 胸部可比作一个可变形且可压缩的充气箱。

膈犹如一个气门，在两个箱之间移动，它的运动通常与腹肌运动相结合。

这些肌肉在多种运动中促成了压力变化以及胸、腹壁的形变，比如呼吸、发声、喊叫、咳嗽、排便、分娩和打嗝。

99

腹壁（续）

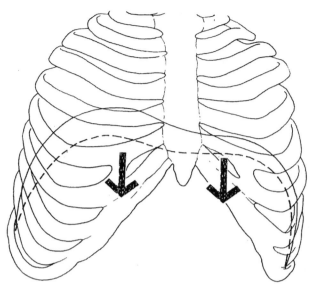

膈与腹肌如何参与呼吸运动

吸气时：

此时膈收缩引起中心腱下降，从而使胸廓体积垂直增大。肺将通过中间媒介胸膜感应到这种变化。

此时肺内会产生负压及对空气更多的需求，从而引起吸气。

我们日常所进行的呼吸均如此形成，并且基本都是由膈来完成的。

但是中心腱的下降会受到多种力量阻止。

此时，中心腱成为定点，膈则通过以下方式成为肋提肌：
－通过向上（向内）斜行的肌纤维，
－间接通过腹部的推力使其纵向压缩，横向变形。

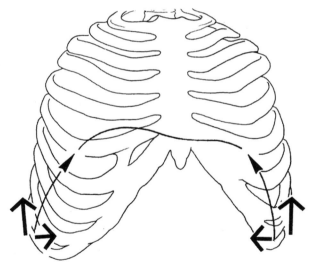

呼气时：

静态呼气通过肺部组织的弹性回缩而实现，该组织在吸气时被拉伸。
肺的"回缩"产生肺内压，肺里空气呼出，但未彻底将其排空。
深呼气（也称为"强制呼气"）是呼气肌作用的结果，尤其是腹肌，它们有两种运动方式：
－向高处、向胸廓方向推动腹部；
－拉低胸廓。
在它们的作用下，肺内压增大。增大的肺内压使肺内更多的空气被排出。
然而无论深呼气的力量有多大，总是有一定体积的空气永久存留在肺内，这称为残气量。

第三章　肩　部

　　肩部并不单单指的是肩关节，如同髋部一样，它是一个解剖学与功能学意义上的整体，连接着上肢与胸廓。

　　这个整体应当具备双重功能：

　　－使上臂有很大的运动幅度。上臂的肘关节与腕关节也具有运动性，这就使手部能够在远端围绕躯干运动。
　　－保证良好的稳固性，以便在上肢需要力量的情况下（有力的抓取动作、重物搬运、手部支撑等）能提供支持。

　　关于肩关节，我们最常听说的是连接**肱骨**与**肩胛骨**的关节。但是肩胛骨本身如同一个可转向的平台，它通过锁骨与胸廓相连。因此这里就出现了两个附加的关节：

　　－肩锁关节，位于肩胛骨与锁骨之间；
　　－胸锁关节，位于胸骨与锁骨之间。

　　肩部由三个关节组成，除此之外，还要考虑一些重要的滑动面。我们可定义两个功能不同的部位：

　　－**肩胛骨和胸廓整体；**
　　－**肩胛骨和肱骨整体。**

肩部形态学
可视与可触及的结构

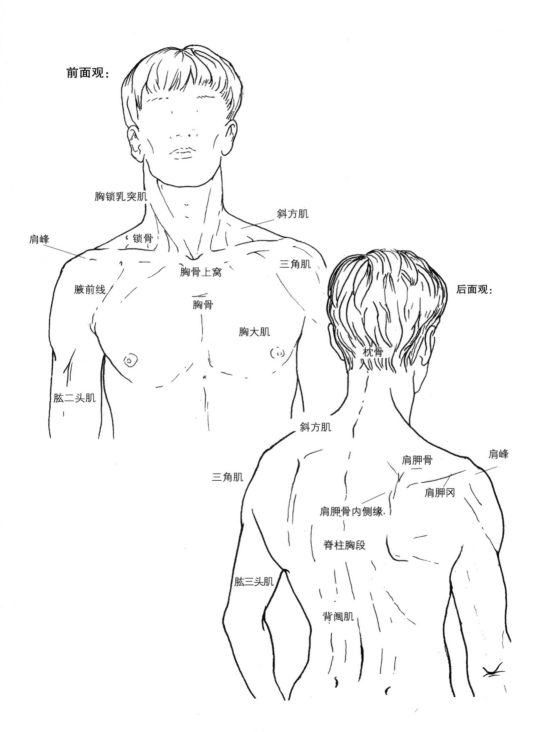

前面观：

胸锁乳突肌

斜方肌

肩峰

锁骨

胸骨上窝

三角肌

腋前线

胸骨

胸大肌

后面观：

枕骨

肱二头肌

斜方肌

肩胛骨

肩峰

三角肌

肩胛冈

肩胛骨内侧缘

脊柱胸段

肱三头肌

背阔肌

肩部形态学（续）

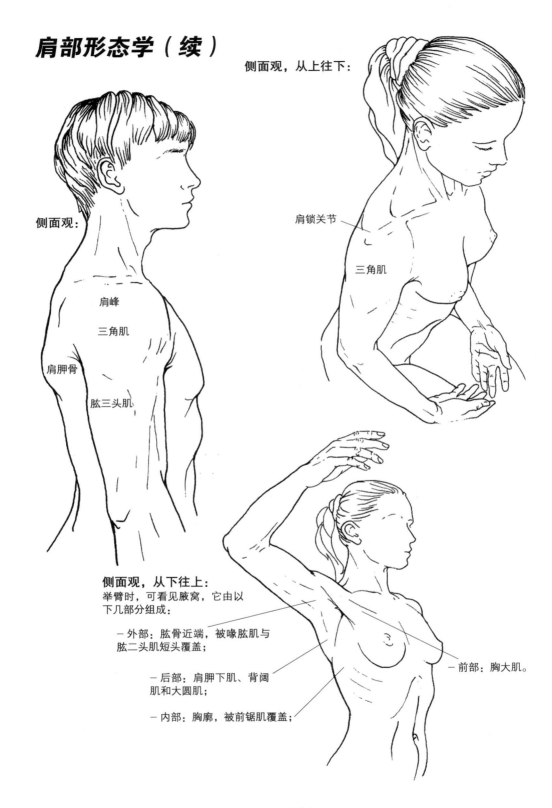

侧面观，从上往下：

侧面观：

肩锁关节

三角肌

肩峰

三角肌

肩胛骨

肱三头肌

侧面观，从下往上：
举臂时，可看见腋窝，它由以
下几部分组成：

－外部：肱骨近端，被喙肱肌与
肱二头肌短头覆盖；

－后部：肩胛下肌、背阔
肌和大圆肌；

－内部：胸廓，被前锯肌覆盖；

－前部：胸大肌。

肩部的整体运动

肩部的整体运动可分为两类，其两个功能区域能够各自或共同运动。

1）首先观察肩关节在胸廓上的运动：

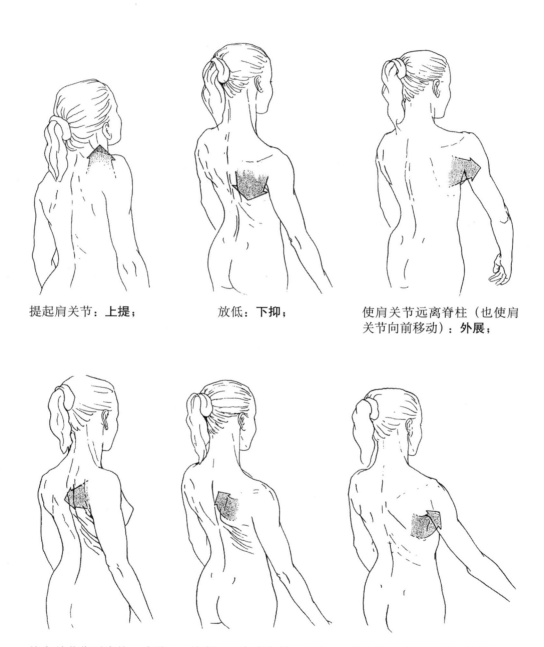

提起肩关节：**上提**；　　　　放低：**下抑**；　　　　使肩关节远离脊柱（也使肩
　　　　　　　　　　　　　　　　　　　　　　　　　关节向前移动）：**外展**；

使肩关节靠近脊柱：**内收**；　使肩胛骨向内翻转：**旋内**，　使肩胛骨向外翻转：**旋外**。

肩部的整体运动（续）

2）我们也可以观察到上臂相对于肩胛骨的肩部运动。

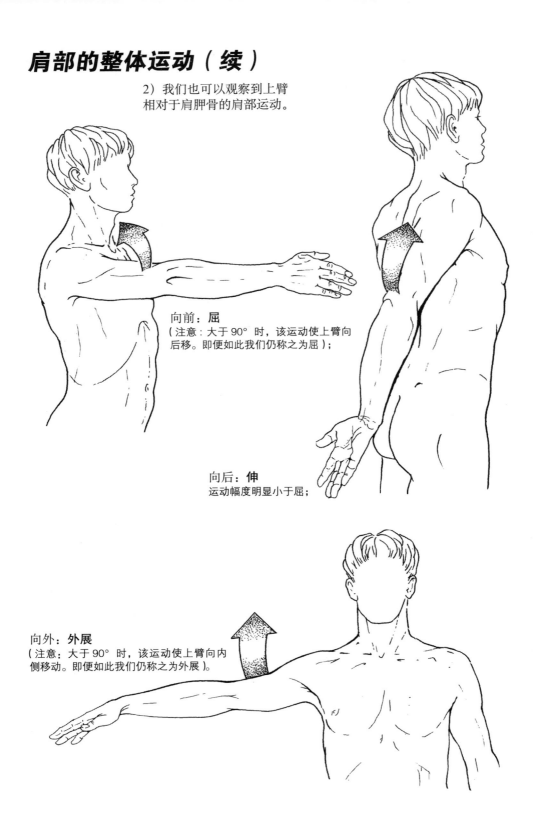

向前：**屈**
（注意：大于 90°时，该运动使上臂向后移。即便如此我们仍称之为屈）；

向后：**伸**
运动幅度明显小于屈；

向外：**外展**
（注意：大于 90°时，该运动使上臂向内侧移动。即便如此我们仍称之为外展）。

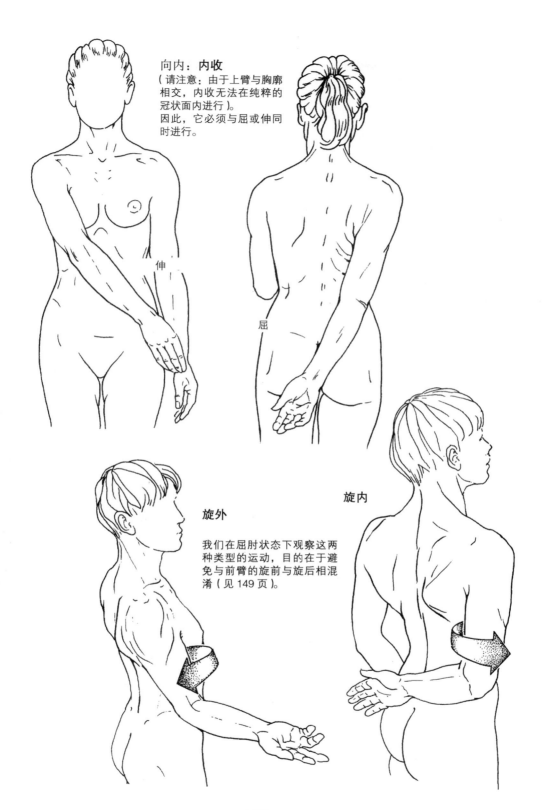

向内：内收
（请注意：由于上臂与胸廓
相交，内收无法在纯粹的
冠状面内进行）。
因此，它必须与屈或伸同
时进行。

伸

屈

旋外

我们在屈肘状态下观察这两
种类型的运动，目的在于避
免与前臂的旋前与旋后相混
淆（见 149 页）。

旋内

107

肩部的整体运动（续）

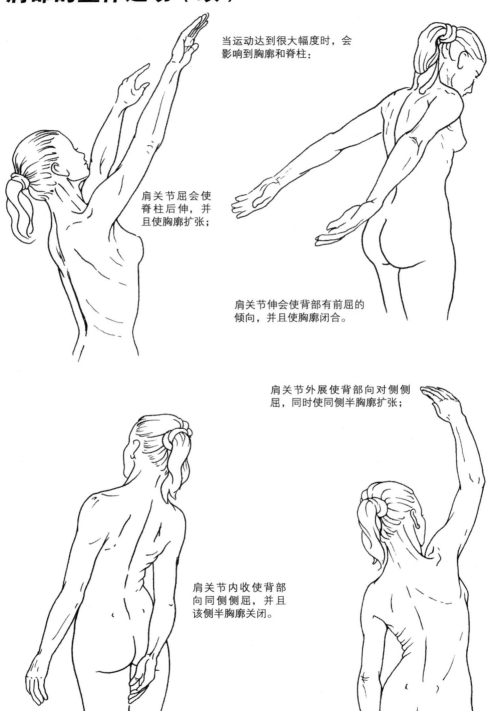

当运动达到很大幅度时，会影响到胸廓和脊柱：

肩关节屈会使脊柱后伸，并且使胸廓扩张；

肩关节伸会使背部有前屈的倾向，并且使胸廓闭合。

肩关节外展使背部向对侧侧屈，同时使同侧半胸廓扩张；

肩关节内收使背部向同侧侧屈，并且该侧半胸廓关闭。

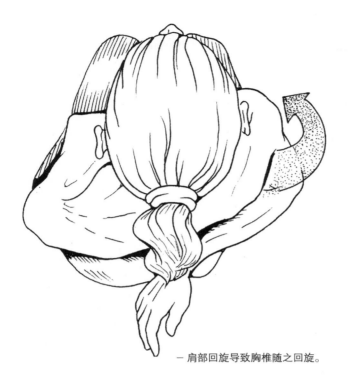

－肩部回旋导致胸椎随之回旋。

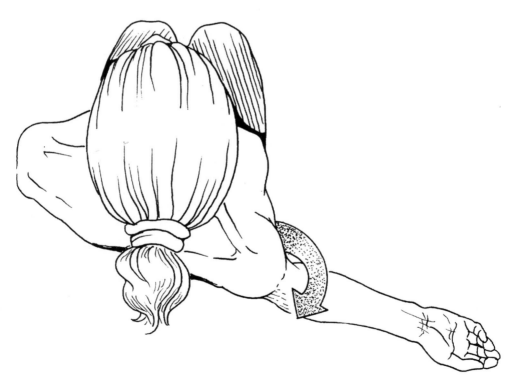

上肢带

上肢带由后部的肩胛骨、前部的锁骨以及正前方的胸骨组成。

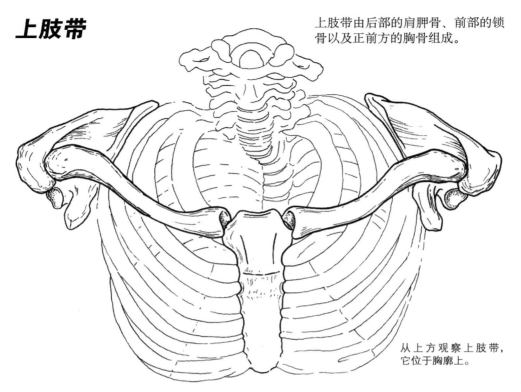

从上方观察上肢带，它位于胸廓上。

锁骨
(*clavicula*)

为圆柱形短骨，位于胸骨和肩胛骨之间，犹如拱形支架。从上方看，它呈现出斜体"*S*"形。

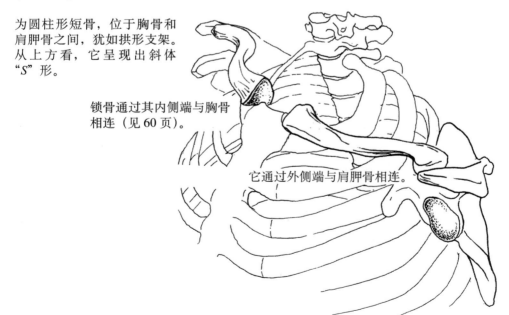

锁骨通过其内侧端与胸骨相连（见 60 页）。

它通过外侧端与肩胛骨相连。

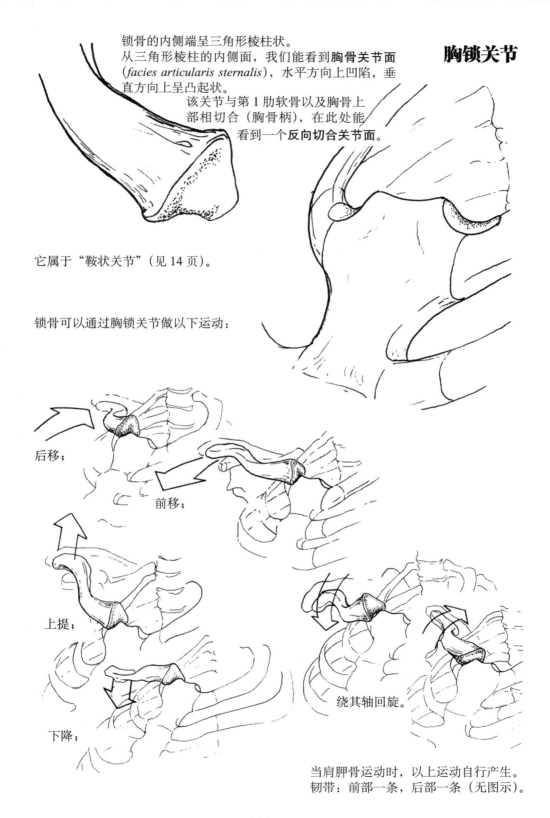

锁骨的内侧端呈三角形棱柱状。

从三角形棱柱的内侧面，我们能看到**胸骨关节面**（*facies articularis sternalis*），水平方向上凹陷，垂直方向上呈凸起状。

该关节与第 1 肋软骨以及胸骨上部相切合（胸骨柄），在此处能看到一个**反向切合关节面**。

胸锁关节

它属于"鞍状关节"（见 14 页）。

锁骨可以通过胸锁关节做以下运动：

后移；

前移；

上提；

下降；

绕其轴回旋。

当肩胛骨运动时，以上运动自行产生。
韧带：前部一条，后部一条（无图示）。

肩胛骨
(*scapula*)

肩胛骨为三角形扁骨,有两面(前面和后面)、三个角以及三个缘。

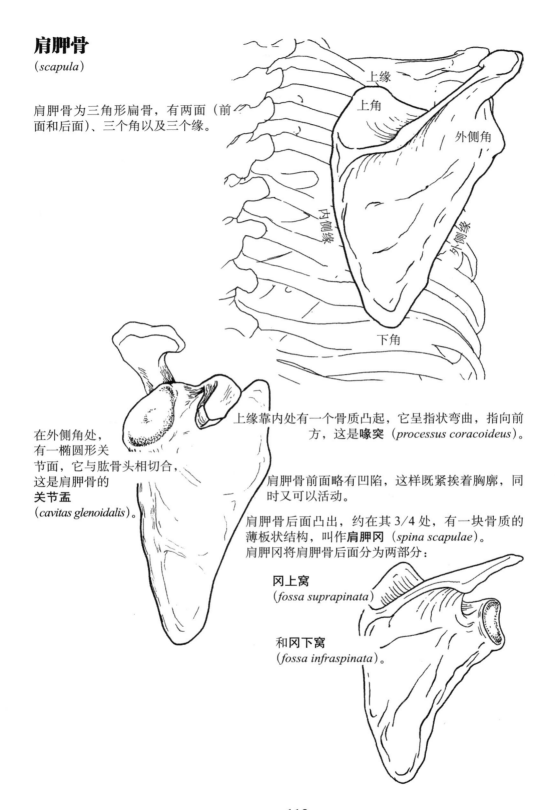

上缘

上角

外侧角

内侧缘

外侧缘

下角

在外侧角处,有一椭圆形关节面,它与肱骨头相切合,这是肩胛骨的**关节盂**(*cavitas glenoidalis*)。

上缘靠内处有一个骨质凸起,它呈指状弯曲,指向前方,这是**喙突**(*processus coracoideus*)。

肩胛骨前面略有凹陷,这样既紧挨着胸廓,同时又可以活动。

肩胛骨后面凸出,约在其3/4处,有一块骨质的薄板状结构,叫作**肩胛冈**(*spina scapulae*)。

肩胛冈将肩胛骨后面分为两部分:

冈上窝
(*fossa suprapinata*)

和冈下窝
(*fossa infraspinata*)。

112

肩胛冈详解：
肩胛冈为三角形薄板，几乎与肩胛骨所在平面垂直。

向外，它的后缘变宽并且形成一个扁平的凸起，垂直于肩胛冈所在的平面：这个凸起为**肩峰**。

我们很容易触摸到位于皮下的肩峰后部。它的前部超出关节盂，其前缘有一个椭圆形关节面，与锁骨外侧端相切合。

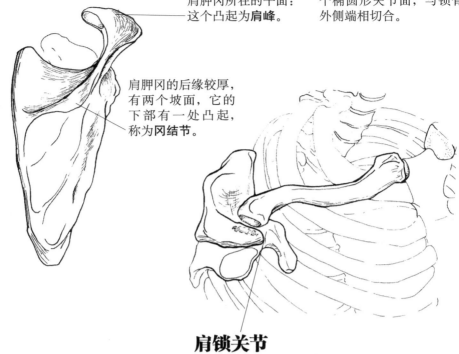

肩胛冈的后缘较厚，有两个坡面，它的下部有一处凸起，称为**冈结节**。

肩锁关节

(*articulatio acromioclavicularis*)

该关节由两个椭圆形关节面相连而成，位于肩峰和锁骨外侧端。
关节间有时会有一个关节盘。
关节面的这种构造使滑动以及两骨之间夹角开合成为可能。

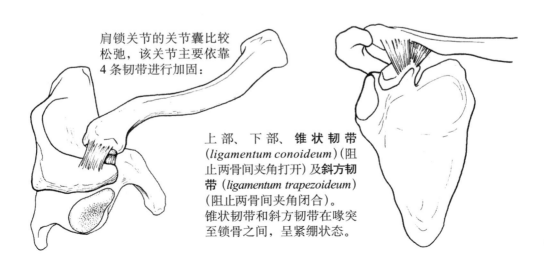

肩锁关节的关节囊比较松弛，该关节主要依靠4条韧带进行加固：

上部、下部、**锥状韧带**(*ligamentum conoideum*)(阻止两骨间夹角打开)及**斜方韧带**(*ligamentum trapezoideum*)(阻止两骨间夹角闭合)。
锥状韧带和斜方韧带在喙突至锁骨之间，呈紧绷状态。

上肢带在胸廓上的运动

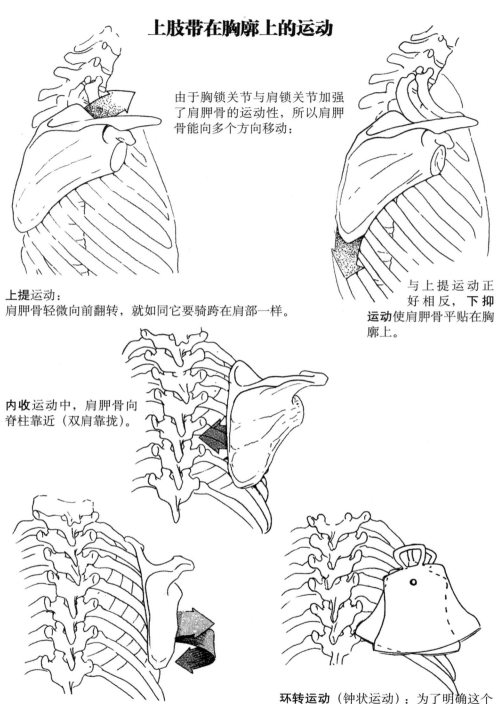

由于胸锁关节与肩锁关节加强了肩胛骨的运动性，所以肩胛骨能向多个方向移动：

上提运动：
肩胛骨轻微向前翻转，就如同它要骑跨在肩部一样。

与上提运动正好相反，**下抑运动**使肩胛骨平贴在胸廓上。

内收运动中，肩胛骨向脊柱靠近（双肩靠拢）。

外展运动中，肩胛骨远离脊柱。
该运动并不完全是在冠状面内完成的，因为肩胛骨要滑动至凸出的胸廓上，这使它与冠状面呈45°角。

环转运动（钟状运动）：为了明确这个概念，你可以这样想象：肩胛骨在胸廓上围绕着一个与胸廓垂直的轴运动，该轴经过肩胛冈中部下方。
肩胛骨能够围绕该轴转动。

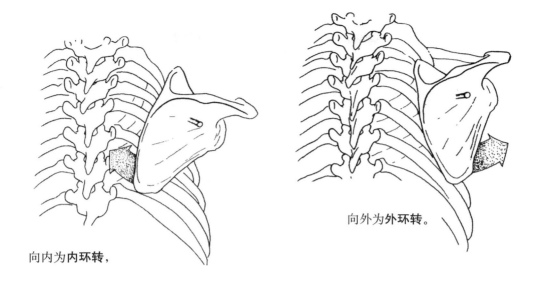

向外为**外环转**。

向内为**内环转**，

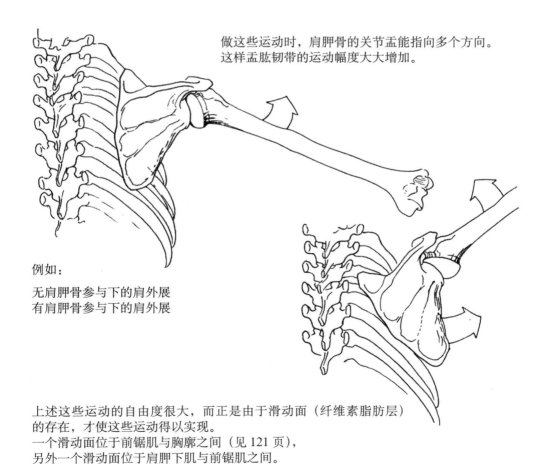

做这些运动时，肩胛骨的关节盂能指向多个方向。
这样盂肱韧带的运动幅度大大增加。

例如：

无肩胛骨参与下的肩外展
有肩胛骨参与下的肩外展

上述这些运动的自由度很大，而正是由于滑动面（纤维素脂肪层）
的存在，才使这些运动得以实现。
一个滑动面位于前锯肌与胸廓之间（见 121 页），
另外一个滑动面位于肩胛下肌与前锯肌之间。

肱骨
(*humerus*)

肱骨位于上臂，为长骨，可分为一体二端。

上端又可分为三部分：

完全位于外侧且有一个较大的突起，我们称之为**大结节**（*tuberculum majus*）。

肱骨头微向外侧的地方有一个较小的突起，我们称之为**小结节**（*tuberculum minus*）。

这两个突起处附着肩部深层肌肉。

大、小结节之间有一条纵沟，我们称之为**结节间沟**（*sulcus intertubercularis*）。

在内侧我们能看见**肱骨头**（*caput humeri*），它为球状关节面，在外侧有一圆形沟将其限定，我们称之为

外科颈（*collum anatomicum*）。

肱骨体（或骨干）上部呈圆柱形，下部呈三棱柱形。

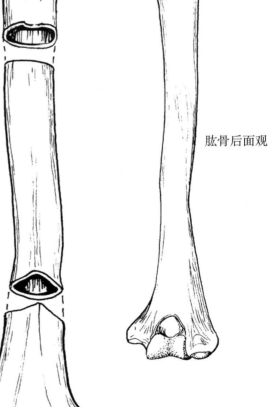

肱骨后面观

由此我们就可以界定三面三缘：

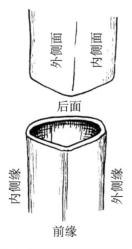

肱骨末端骨质增大，我们称之为**肱骨髁**。此处有一些关节面与前臂的骨相吻合形成肘关节。

从上部延长的结节间沟在下部分叉。

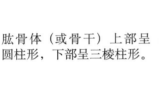

116

肩关节
(*articulatio humeri*)

关节面：
肱骨上方为**肱骨头**（*caput humeri*），

肩关节连接着肱骨头与肩胛骨的关节盂。人们谈论肩部的时候，最常谈到的便是这一部位。

关节盂（*cavitas glenoidalis*）位于肩胛骨上，它呈卵形，在前部有一个微小凹面。

从前面看，它朝向内上，

从上面看，它面朝向后方。

从上面看，它面朝向前外上方。

肱骨头的关节面比关节盂的关节面宽2～3倍。
此外，关节盂微凹的结构使得其嵌套能力较弱。

从骨的形态来分析，该关节运动性很强，但同时也很不稳定。

两个关节面之间有**盂唇**（*labrum glenoidale*）（坚固，但会轻微变形）。

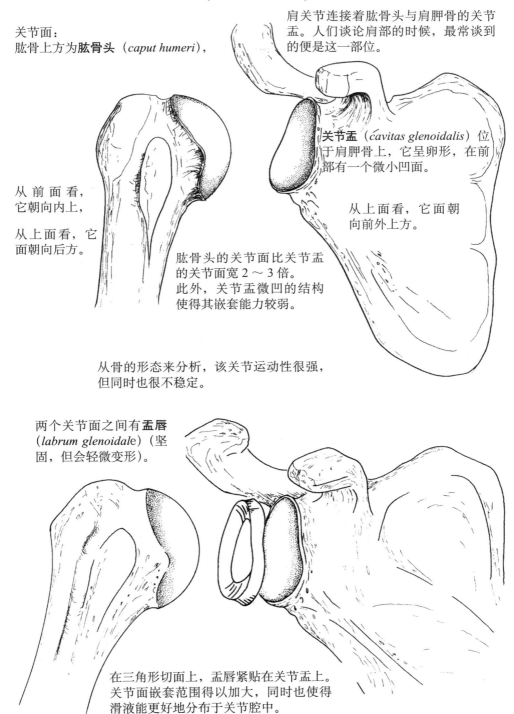

在三角形切面上，盂唇紧贴在关节盂上。
关节面嵌套范围得以加大，同时也使得滑液能更好地分布于关节腔中。

肩关节联结方式

肩关节的关节囊附着在肩胛骨上，包裹在关节盂的四周。在前上部，它上至喙突，包含了肱二头肌长头腱。

在肱骨上，关节囊附着于肱骨头的四周，形成诸多皱褶，下部尤为明显。

这些皱褶使关节的屈或者外展运动能达到一定的幅度。

关节囊前上部有韧带对其进行加固。

上部：

喙肱韧带（*ligamentum coracohumerale*），起于喙突且分成两束，它们行至大结节和小结节。这是肩关节中最有力的一条韧带。

前部：

盂肱韧带（*ligamenta glenohumeralia*），起于肩胛骨关节盂边缘，止于肱骨外科颈。它分为三束：上、中、下。

这些韧带之间有连接薄弱的区域。

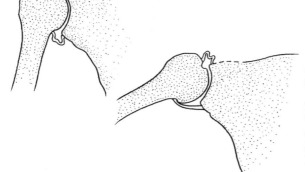

小结：肩部的关节囊与韧带组合是薄弱的。

肩关节主要是通过最深层的肌肉来加强其稳固性，这些肌肉在它周围构成了一顶由"活韧带"形成的"袖子"，称作"肩袖"（见 126～128 页）。

能最大程度放松韧带的姿势（关节休息姿势）为上臂轻微前屈、外展和旋内。

肩胛骨上，在肩峰与喙突之间呈紧张状态的韧带为**喙肩韧带**（*ligamentum coracoacromiale*），它保护肩胛冈上的肌腱。

但是，当肱骨上提超过一定限度时，该韧带会摩擦冈上肌腱。这时候，它反而成为肌腱劳损的罪魁祸首。

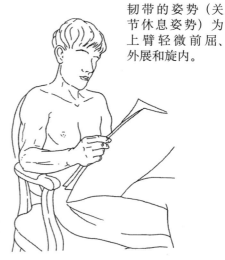

附着于多块骨骼上的肩部肌肉

肩部肌群分为两类：
－ 使肩胛骨与锁骨向胸廓运动的肌肉群：
为"肩（锁）胸廓群"（用斜体字标出）；
－ 使肱骨向肩胛骨运动的肌群：
为"肩肱群"（用正常字体标出）。

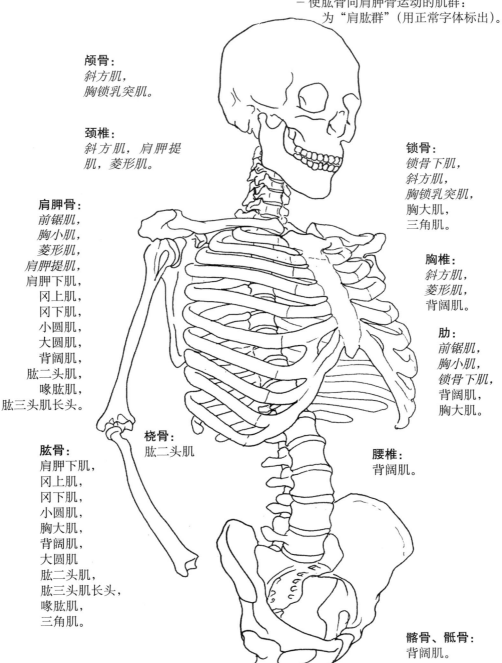

颅骨：
斜方肌，
胸锁乳突肌。

颈椎：
斜方肌，肩胛提
肌，菱形肌。

肩胛骨：
前锯肌，
胸小肌，
菱形肌，
肩胛提肌，
肩胛下肌，
冈上肌，
冈下肌，
小圆肌，
大圆肌，
背阔肌，
肱二头肌，
喙肱肌，
肱三头肌长头。

桡骨：
肱二头肌

肱骨：
肩胛下肌，
冈上肌，
冈下肌，
小圆肌，
胸大肌，
背阔肌，
大圆肌
肱二头肌，
肱三头肌长头，
喙肱肌，
三角肌。

锁骨：
锁骨下肌，
斜方肌，
胸锁乳突肌，
胸大肌，
三角肌。

胸椎：
斜方肌，
菱形肌，
背阔肌。

肋：
前锯肌，
胸小肌，
锁骨下肌，
背阔肌，
胸大肌。

腰椎：
背阔肌。

髂骨、骶骨：
背阔肌。

肩胸关节肌肉
前锯肌
(*serratus anterior*)

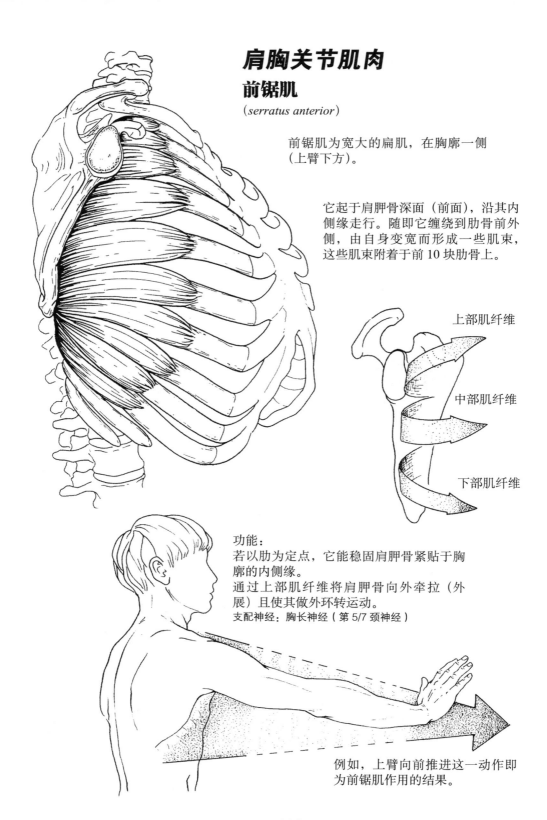

前锯肌为宽大的扁肌，在胸廓一侧
（上臂下方）。

它起于肩胛骨深面（前面），沿其内
侧缘走行。随即它缠绕到肋骨前外
侧，由自身变宽而形成一些肌束，
这些肌束附着于前 10 块肋骨上。

上部肌纤维

中部肌纤维

下部肌纤维

功能：
若以肋为定点，它能稳固肩胛骨紧贴于胸
廓的内侧缘。
通过上部肌纤维将肩胛骨向外牵拉（外
展）且使其做外环转运动。
支配神经：胸长神经（第 5/7 颈神经）

例如，上臂向前推进这一动作即
为前锯肌作用的结果。

120

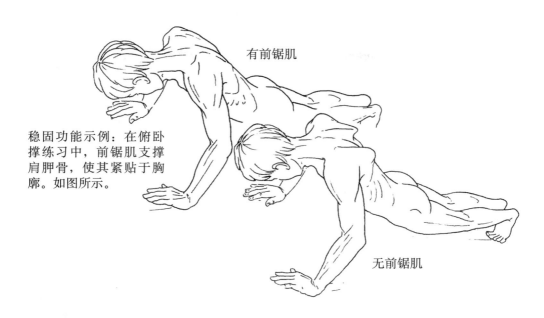

有前锯肌

稳固功能示例：在俯卧
撑练习中，前锯肌支撑
肩胛骨，使其紧贴于胸
廓。如图所示。

无前锯肌

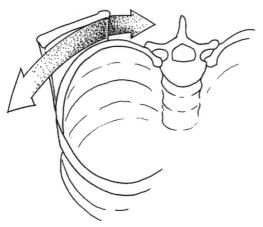

固定的肩胛骨是上肢所有力量
运动的必备条件。为了实现这
个条件，前锯肌与中斜方肌共
同作用。中斜方肌为内收肌，
两者反方向的运动维持着肩胛
骨的稳固。

前锯肌通过一些**纤维素脂肪
层**与胸廓及肩胛下肌相分离。
为了保证肩胛骨在胸廓上的
良好滑动性，纤维素脂肪层
是不可缺少的。因此它们也
被认为是肩关节综合体的一
个组成部分。

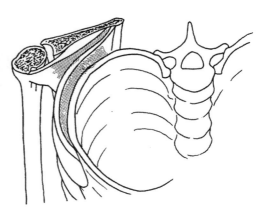

若以肩胛骨为定点，前
锯肌的下部肌纤维可以
提升位于中部的肋骨：
吸气功能（无图示）。

肩胸关节肌肉（续）

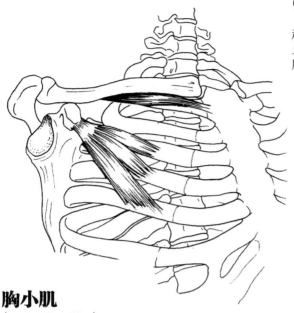

锁骨下肌

（*subclavius*）

起于锁骨下面（中部），
止于第 1 肋骨以及第 1
肋软骨上面。

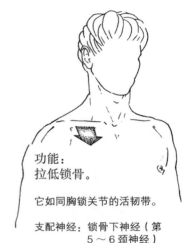

功能：
拉低锁骨。

它如同胸锁关节的活韧带。

支配神经：锁骨下神经（第
　　　　　5～6 颈神经）

胸小肌

（*pectoralis minor*）

起于第 3、4、5 肋，它向上走
行，止于喙突（水平部分）。

功能：
－若以肋骨为定点，它可向前内
下方牵拉喙突，就好像它试图
在胸廓上方翻转肩胛骨；

它意在拉大肩胛骨的内角；

－若定点是肩胛骨，它则能
够提升肋骨；
它是辅助吸气肌。

支配神经：胸小肌神经（第 7 颈
　　　　　神经～第 1 胸神经）

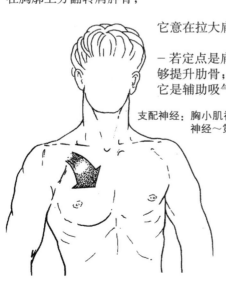

胸锁乳突肌

该肌肉被列入颈部肌肉
中进行讲解（见 88 页）。

在这里我们仅讲述它
的功能：
若定点为颅骨，它使
锁骨内侧与胸骨上提，
故为吸气肌。

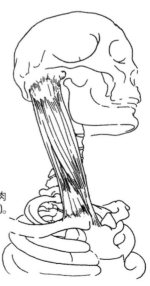

肩胛提肌

(*levator scapulae*)

它起于肩胛骨上角，
止于前四块颈椎的
横突处。

功能：
－若定点为颈椎，它则提升肩胛
骨，并使其旋内；
－若定点为肩胛骨，参见 81 页。

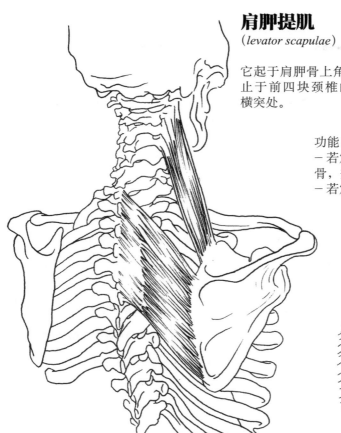

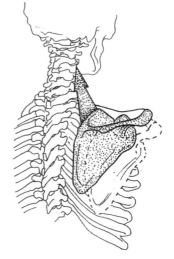

菱形肌

(*rhomboideus*)

菱形肌为扁肌，位于脊柱
与肩胛骨之间。

它起于肩胛骨内侧缘，止
于第 7 颈椎至第 4 胸椎之
间的棘突。

功能：
－若定点为脊柱，则使肩
胛骨做内收与旋内运动；

－若定点为肩胛骨，参见
82 页。

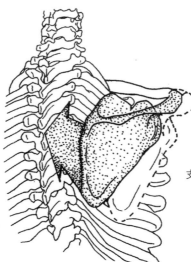

支配神经：肩胛提肌与菱形肌神
经（第 4～5 颈神经）

123

肩胸关节肌肉（续）

斜方肌
（*trapezius*）

该肌肉形成宽阔的表层，它覆盖了位于颈后以及背部两肩胛骨之间的肌肉。

斜方肌起于枕骨基底部，接下来是颈椎至第 10 胸椎的棘突。

三束肌纤维分别止于三个部位：

— 上部肌束止于锁骨后缘（外 1/3 处）及肩峰处。它的肌纤维向外下斜行。

— 中部肌束止于肩胛冈。它的肌纤维呈水平走向。

— 下部肌束止于肩胛冈内部（"冈结节"处）。它的肌纤维向外上斜行。

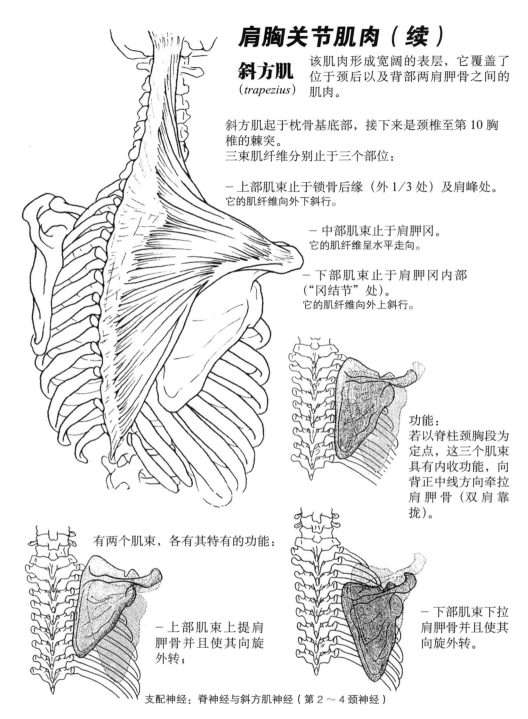

功能：
若以脊柱颈胸段为定点，这三个肌束具有内收功能，向背正中线方向牵拉肩胛骨（双肩靠拢）。

有两个肌束，各有其特有的功能：

— 上部肌束上提肩胛骨并且使其向旋外转；

— 下部肌束下拉肩胛骨并且使其向旋外转。

支配神经：脊神经与斜方肌神经（第 2～4 颈神经）

当上肢悬空运动时（例如：敲打键盘的工作），上斜方肌通常有"过劳"现象。

中斜方肌（内收肌）与前锯肌（外展肌）配合工作。两者通过它们相反的运动来平衡肩胛骨，目的在于协助完成上肢所有的力量运动（见 121 页）。

124

肩胛骨运动中肌肉的主要功能

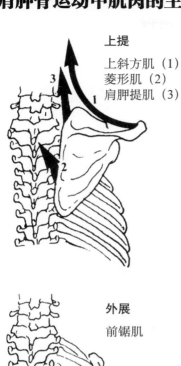

上提

上斜方肌（1）
菱形肌（2）
肩胛提肌（3）

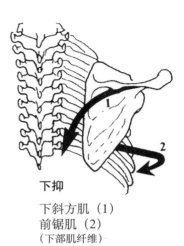

下抑

下斜方肌（1）
前锯肌（2）
（下部肌纤维）

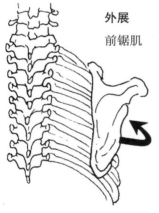

外展

前锯肌

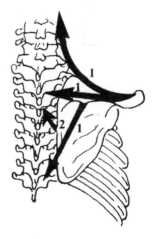

内收

斜方肌（1）
菱形肌（2）

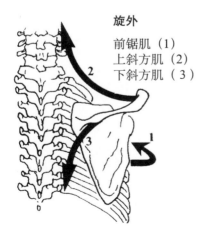

旋外

前锯肌（1）
上斜方肌（2）
下斜方肌（3）

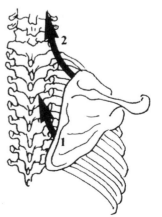

旋内

菱形肌（1）
肩胛提肌（2）

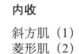

肩关节肌肉

肩胛下肌
(*subscapularis*)

这部分肌肉起于肩胛骨（从前面观察）深面（前面）。

它的肌纤维向肩胛骨外角集中，在此形成一块肌腱，止于肱骨上部的肱骨小结节。

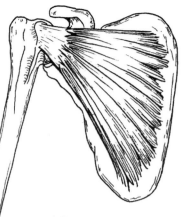

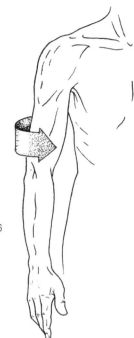

功能：
它是主要的上臂内回旋肌。

支配神经：肩胛下神经（第5～6颈神经）

冈上肌

(*supraspinatus*)
该肌肉起于冈上窝（肩胛骨后面）。

它形成一块肌腱，穿过由肩峰、喙突以及韧带组成的穹形间隙内，然后止于肱骨大结节最高点。

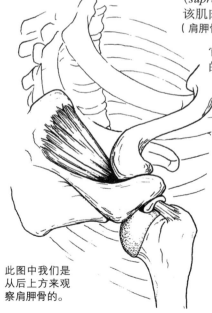

冈下肌腱末端被一个大的**滑液囊**所覆盖。它将冈上肌与肩峰、三角肌下面隔开。
这个整体也是肩关节的一个组成部分。
它在病理状态下（尤其是粘连），会使肩关节的运动受到限制。

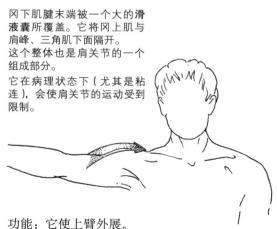

此图中我们是从后上方来观察肩胛骨的。

支配神经：肩胛上神经（第5～6颈神经）

功能：它使上臂外展。
其作用比较微弱，但是它与三角肌协同工作（见132页）。

126

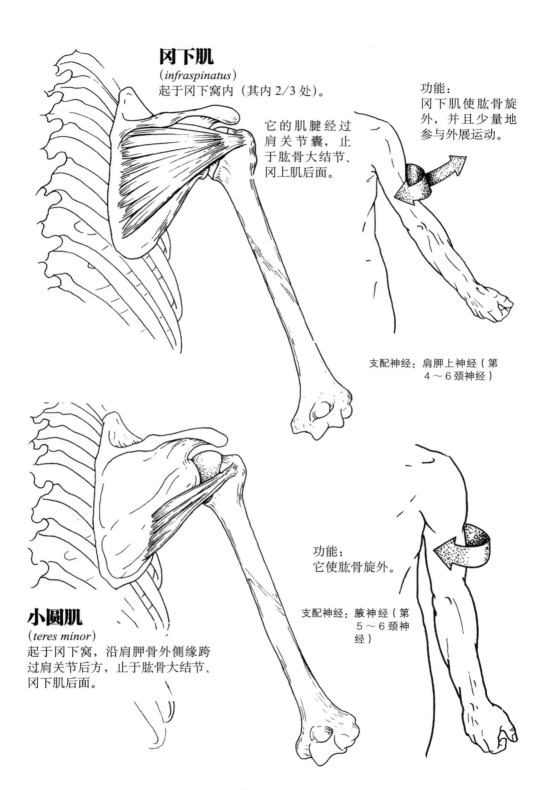

冈下肌
(*infraspinatus*)
起于冈下窝内（其内 2/3 处）。

它的肌腱经过肩关节囊，止于肱骨大结节、冈上肌后面。

功能：
冈下肌使肱骨旋外，并且少量地参与外展运动。

支配神经：肩胛上神经（第 4～6 颈神经）

功能：
它使肱骨旋外。

支配神经：腋神经（第 5～6 颈神经）

小圆肌
(*teres minor*)
起于冈下窝，沿肩胛骨外侧缘跨过肩关节后方，止于肱骨大结节、冈下肌后面。

肩关节肌肉（续）

上述这四块深层肌肉被称为**肩袖**，它们的肌腱附着于关节囊上。
此外，它们的收缩能带动肱骨活动，是关节中重要的"活韧带"。

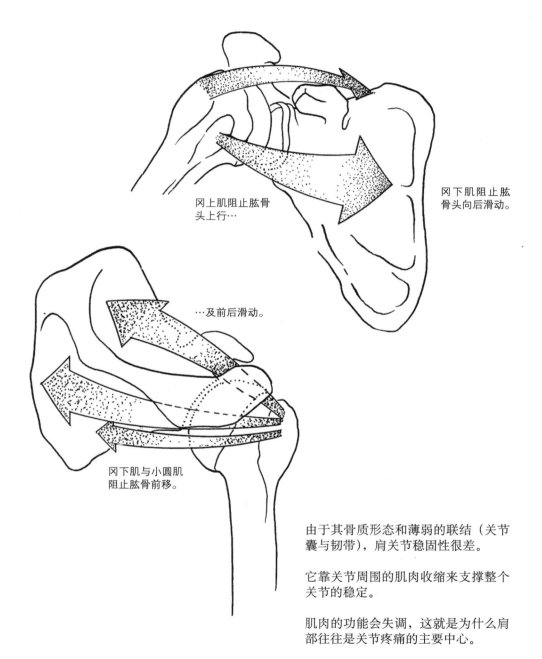

冈上肌阻止肱骨头上行…

冈下肌阻止肱骨头向后滑动。

…及前后滑动。

冈下肌与小圆肌阻止肱骨前移。

由于其骨质形态和薄弱的联结（关节囊与韧带），肩关节稳固性很差。

它靠关节周围的肌肉收缩来支撑整个关节的稳定。

肌肉的功能会失调，这就是为什么肩部往往是关节疼痛的主要中心。

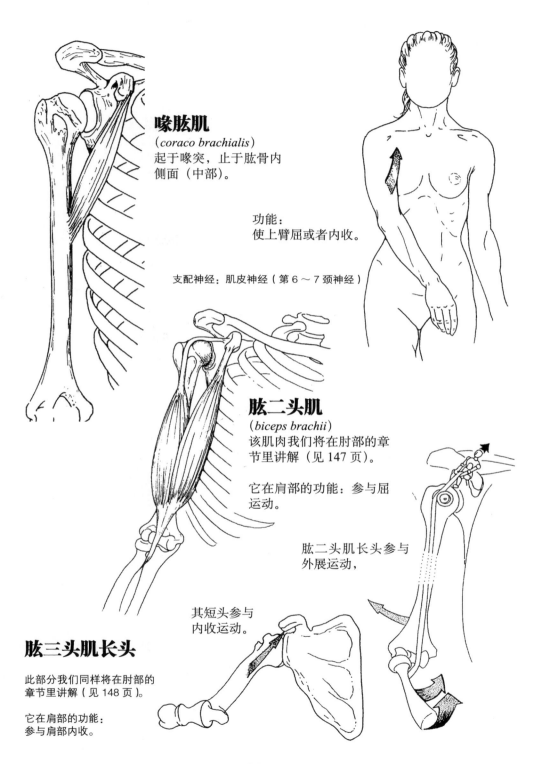

喙肱肌

(*coraco brachialis*)
起于喙突，止于肱骨内
侧面（中部）。

功能：
使上臂屈或者内收。

支配神经：肌皮神经（第 6～7 颈神经）

肱二头肌

(*biceps brachii*)
该肌肉我们将在肘部的章
节里讲解（见 147 页）。

它在肩部的功能：参与屈
运动。

肱二头肌长头参与
外展运动，

其短头参与
内收运动。

肱三头肌长头

此部分我们同样将在肘部的
章节里讲解（见 148 页）。

它在肩部的功能：
参与肩部内收。

129

肩关节肌肉（续）

胸大肌
(*pectoralis major*)

胸肌附着于锁骨（前缘内侧 2/3 处）、胸骨以及第 1～6 肋软骨与第 7 肋骨，之后肌纤维集中扭转形成肌腱，止于肱骨结节间沟外侧嵴。

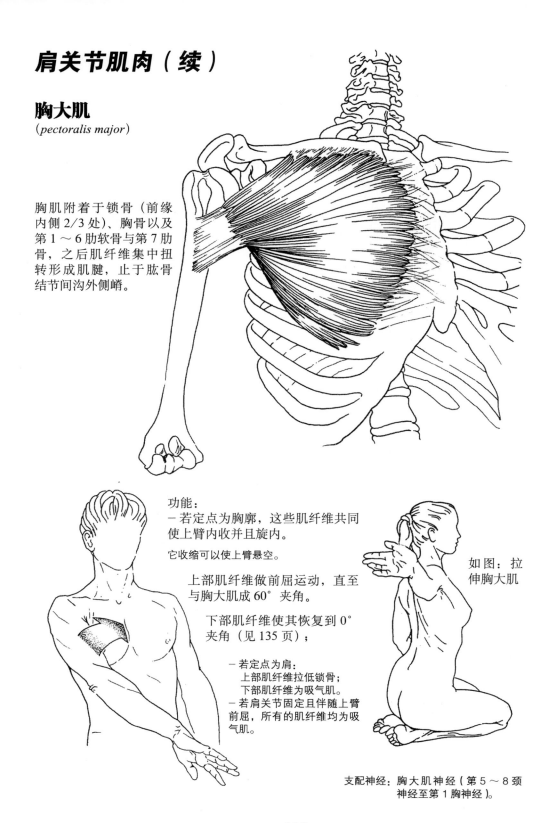

功能：
- 若定点为胸廓，这些肌纤维共同使上臂内收并且旋内。

它收缩可以使上臂悬空。

上部肌纤维做前屈运动，直至与胸大肌成 60° 夹角。

下部肌纤维使其恢复到 0° 夹角（见 135 页）；

- 若定点为肩：
  上部肌纤维拉低锁骨；
  下部肌纤维为吸气肌。
- 若肩关节固定且伴随上臂前屈，所有的肌纤维均为吸气肌。

如图：拉伸胸大肌

支配神经：胸大肌神经（第 5～8 颈神经至第 1 胸神经）。

背阔肌
(*latissimus dorsi*)

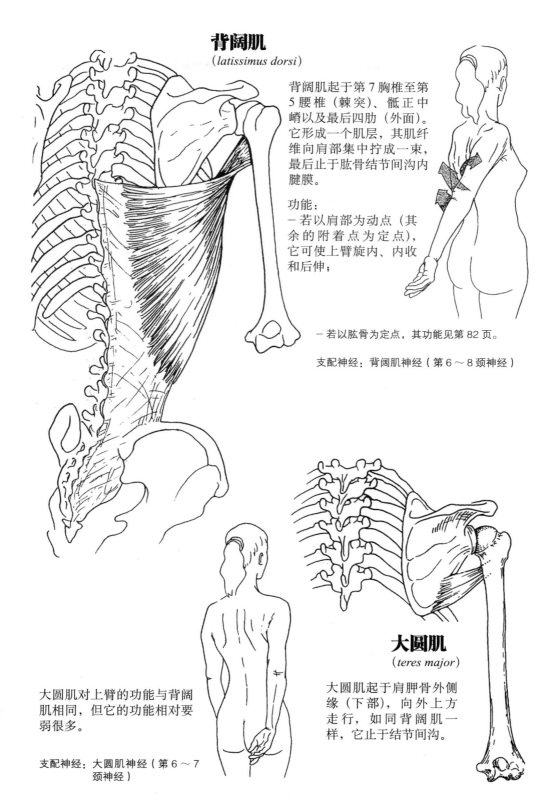

背阔肌起于第 7 胸椎至第
5 腰椎（棘突）、骶正中
嵴以及最后四肋（外面）。
它形成一个肌层，其肌纤
维向肩部集中拧成一束，
最后止于肱骨结节间沟内
腱膜。

功能：
－若以肩部为动点（其
余的附着点为定点），
它可使上臂旋内、内收
和后伸；

－若以肱骨为定点，其功能见第 82 页。

支配神经：背阔肌神经（第 6～8 颈神经）

大圆肌
(*teres major*)

大圆肌起于肩胛骨外侧
缘（下部），向外上方
走行，如同背阔肌一
样，它止于结节间沟。

大圆肌对上臂的功能与背阔
肌相同，但它的功能相对要
弱很多。

支配神经：大圆肌神经（第 6～7
颈神经）

131

肩关节肌肉（续）

三角肌
(deltoideus)

三角肌位于表层，构成肩部轮廓。
它由三个肌束组成：

  － 中间束附着于肩
  峰外侧缘；

  － 后束附着于肩胛冈
  （在后缘下部）。

  － 前束附着于锁骨
  （前缘外 1/3 处）；

这三束向上臂中部集
中，止于肱骨外侧面。

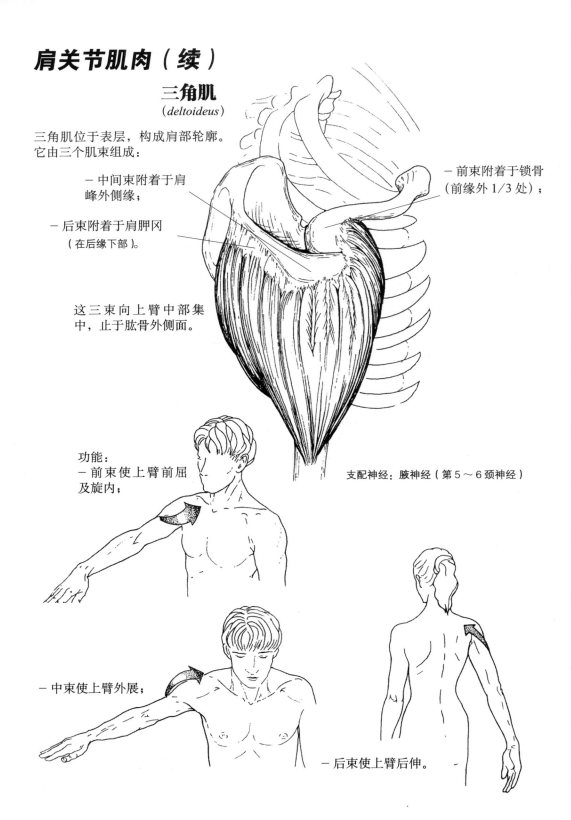

功能：
－ 前束使上臂前屈
　及旋内；

支配神经：腋神经（第 5～6 颈神经）

－ 中束使上臂外展；

－ 后束使上臂后伸。

运动过程中肩关节肌肉的功能

前屈：

－三角肌前束（1）
－胸大肌（2）
－喙肱肌（3）
（附带肱二头肌与肩胛下肌）

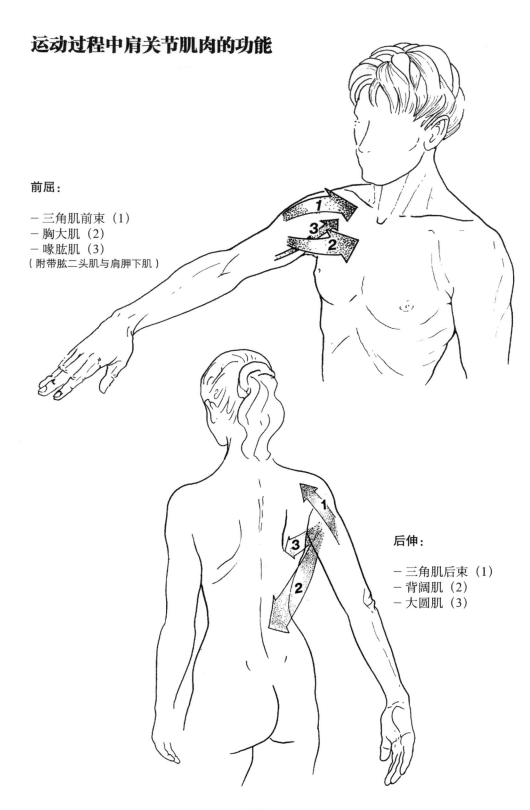

后伸：

－三角肌后束（1）
－背阔肌（2）
－大圆肌（3）

133

运动过程中肩关节肌肉的功能（续）

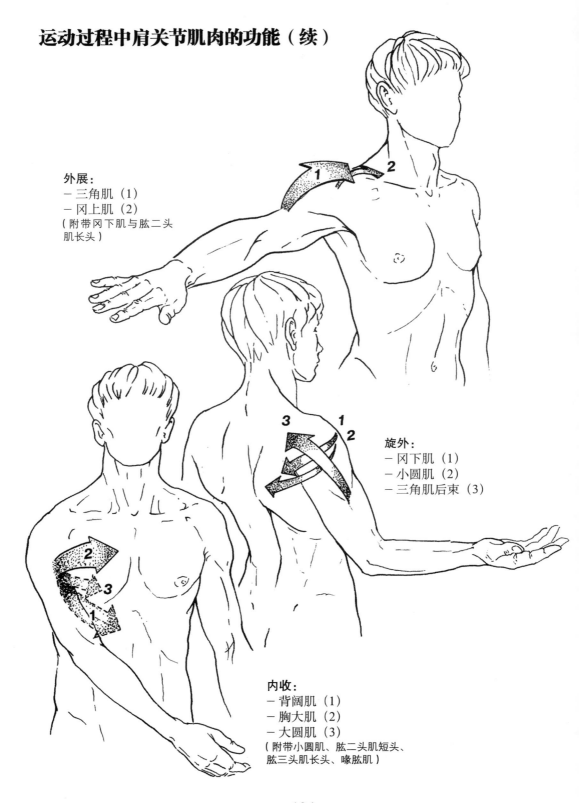

外展：
－三角肌（1）
－冈上肌（2）
（附带冈下肌与肱二头
肌长头）

旋外：
－冈下肌（1）
－小圆肌（2）
－三角肌后束（3）

内收：
－背阔肌（1）
－胸大肌（2）
－大圆肌（3）
（附带小圆肌、肱二头肌短头、
肱三头肌长头、喙肱肌）

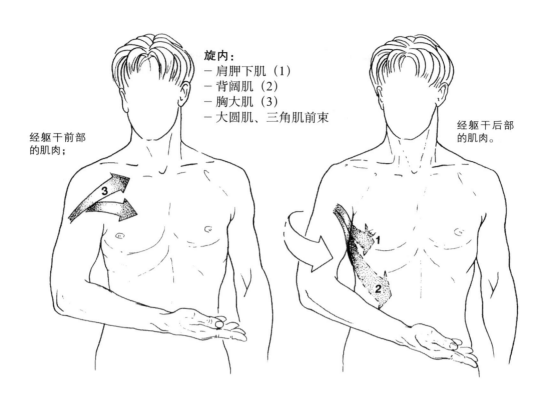

旋内：
— 肩胛下肌（1）
— 背阔肌（2）
— 胸大肌（3）
— 大圆肌、三角肌前束

经躯干前部
的肌肉；

经躯干后部
的肌肉。

上述肌肉的功能均是针对肩部处于标准解剖学姿势下进行阐述的。
在运动中，肌肉往往变化多样，有的甚至会朝相反的方向运动。

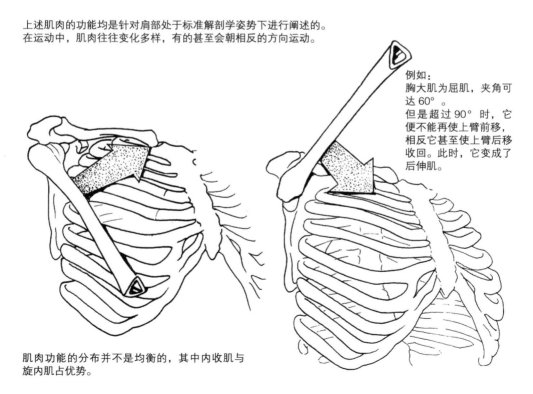

例如：
胸大肌为屈肌，夹角可
达 60°。
但是超过 90° 时，它
便不能再使上臂前移，
相反它甚至使上臂后移
收回。此时，它变成了
后伸肌。

肌肉功能的分布并不是均衡的，其中内收肌与
旋内肌占优势。

135

第四章　肘

肘是具有双重功能的关节。

一方面，它能使上肢并拢或者伸直，从而缩小或者增大肩关节与手之间的距离。例如：当肘关节屈时，手可上举至头顶、嘴部；当肘关节伸时，手可伸至远离肩关节的身体部位或物体边。此时，肘关节为屈伸关节。

但另一方面，肘关节还是一部分运动的中心，**能使前臂**以它为纵轴转动，使手的运动方向增多。此时，肘关节为旋前、旋后关节。

在本章里，我们将对这两种功能分开进行探究。

肘及前臂的形态学

可视与可触及的结构

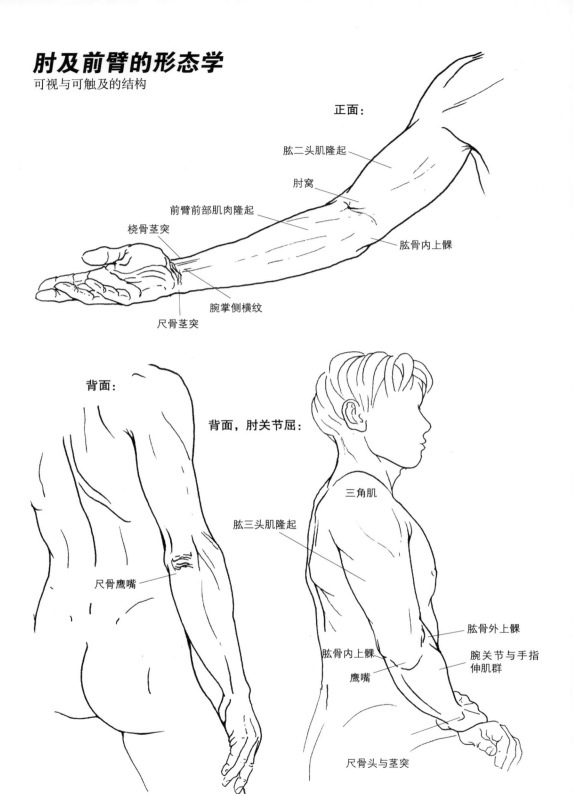

正面：

肱二头肌隆起

肘窝

前臂前部肌肉隆起

桡骨茎突

肱骨内上髁

腕掌侧横纹

尺骨茎突

背面：

背面，肘关节屈：

三角肌

肱三头肌隆起

尺骨鹰嘴

肱骨外上髁

腕关节与手指伸肌群

肱骨内上髁

鹰嘴

尺骨头与茎突

肘的屈伸运动

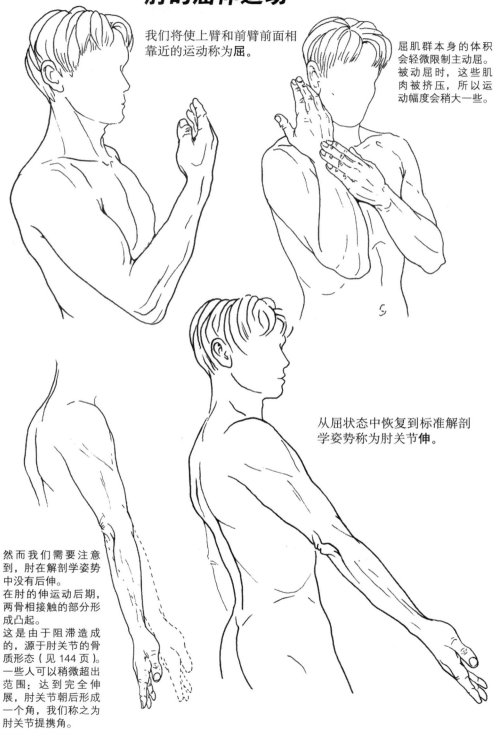

我们将使上臂和前臂前面相靠近的运动称为**屈**。

屈肌群本身的体积会轻微限制主动屈。被动屈时，这些肌肉被挤压，所以运动幅度会稍大一些。

从屈状态中恢复到标准解剖学姿势称为肘关节**伸**。

然而我们需要注意到，肘在解剖学姿势中没有后伸。
在肘的伸运动后期，两骨相接触的部分形成凸起。
这是由于阻滞造成的，源于肘关节的骨质形态（见 144 页）。
一些人可以稍微超出范围：达到完全伸展，肘关节朝后形成一个角，我们称之为肘关节提携角。

桡骨与尺骨

前臂骨骼有两块：**桡骨**（*radius*）与**尺骨**（*ulna*）。

两者均为长骨，包含三部分：一体两端。
骨的切面呈三角形，两者均有三面、三缘。

桡骨上部细长，下部比较粗大。
上端分为两部分：**桡骨头**（*caput radii*）以及**桡骨颈**（*collum radii*），
桡骨头被软骨覆盖。
桡骨头有：
－一个上面；
－一个斜面（位于内侧）；
－周缘。

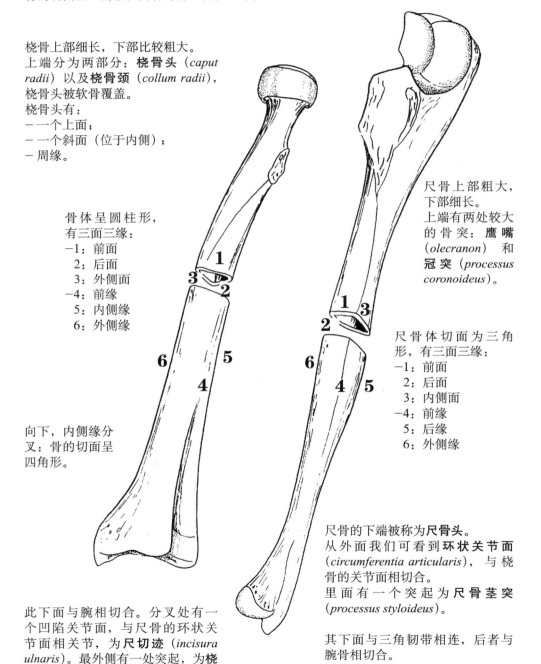

骨体呈圆柱形，
有三面三缘：
－1：前面
　2：后面
　3：外侧面
－4：前缘
　5：内侧缘
　6：外侧缘

向下，内侧缘分
叉：骨的切面呈
四角形。

尺骨上部粗大，
下部细长。
上端有两处较大
的骨突：**鹰嘴**
（*olecranon*）和
冠突（*processus coronoideus*）。

尺骨体切面为三角
形，有三面三缘：
－1：前面
　2：后面
　3：内侧面
－4：前缘
　5：后缘
　6：外侧缘

尺骨的下端被称为**尺骨头**。
从外面我们可看到**环状关节面**
（*circumferentia articularis*），与桡
骨的关节面相切合。
里面有一个突起为**尺骨茎突**
（*processus styloideus*）。

其下面与三角韧带相连，后者与
腕骨相切合。

此下面与腕相切合。分叉处有一
个凹陷关节面，与尺骨的环状关
节面相关节，为**尺切迹**（*incisura ulnaris*）。最外侧有一处突起，为**桡骨茎突**（*processus styloideus*）。

肘关节：骨的屈伸运动与关节面

(articulatio cubiti)

三角区域底部有两个关节面：最内侧的关节面似空竹，且与尺骨滑车切迹相切合，它就是肱骨滑车 (trochlea humeri)。

肱骨下端：肱骨前缘分叉，并且向前弯曲，形成肱骨柄。该部位侧面有两个骨质凸起：
—（1）内上髁 (epicondylus medialis)，在内；
—（2）外上髁 (epicondylus lateralis)，在外；
它们围成一个三角形区域。

最外侧为球体一小部分，直径约为 1cm，为肱骨小头 (capitulum humeri)。

这两个关节面通过一个倾斜面连接：锥形区。

关节凹周围被一个倾斜面包裹，这个倾斜面与锥形区相连接。

桡骨上端：
桡骨头上部是个圆形凹面叫关节凹，它与肱骨小头相关节。

骨质较薄的凹陷区域，主要为关节面：
肱骨滑车从冠突窝 (fossa coronoidea) 向前突出，
并且从鹰嘴窝 (fossa olecrani) 向后突出；
肱骨小头从桡窝 (fossa radialis) 突出。

141

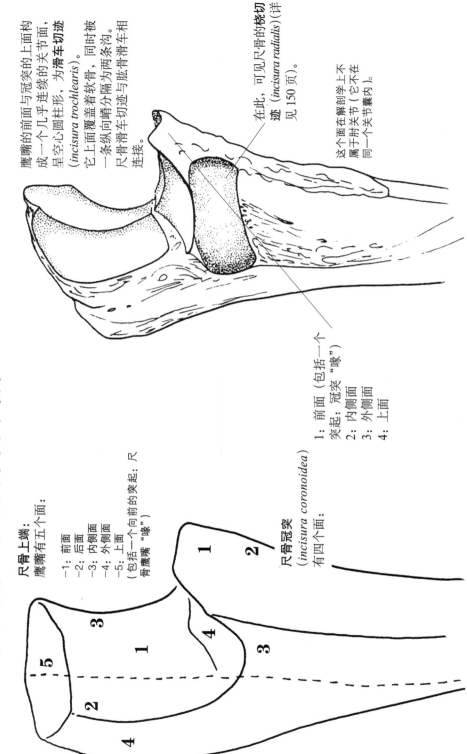

肘关节：骨的屈伸运动与关节面（续）

鹰嘴的前面与冠突的上面构成一个几乎连续的关节面，呈空心圆柱形，为滑车切迹（incisura trochlearis）。它上面覆盖着软骨，同时被一条纵向嵴分隔为两条沟。尺骨滑车切迹与肱骨滑车相连接。

在此，可见尺骨的桡切迹（incisura radialis）（详见150页）。

这个面在解剖学上不属于肘关节（它不在同一个关节囊内）。

尺骨上端：
鹰嘴有五个面：
-1：前面
-2：后面
-3：内侧面
-4：外侧面
-5：上面（包括一个向前的突起：尺骨鹰嘴"喙"）

尺骨冠突
(incisura coronoidea)
有四个面：

1：前面（包括一个"喙"）
突起：冠突
2：内侧面
3：外侧面
4：上面

肘关节囊

有三块骨共同位于肘关节囊内，它们是：
肱骨、尺骨、桡骨。

－在肱骨上，它附着于冠突窝与鹰嘴窝周围，并连接内上髁与外上髁；
－在桡骨上，它附着于桡骨颈四周；
－在尺骨上，它附着于尺骨切迹周围。

它前部紧张，侧面尤为明显。

它后部松弛，这样可以做较大幅度的屈运动。

（此处为了更好地观察到关节囊，我们拉大了关节的各骨间距。）

肘关节韧带

－在前形成一个扇形，用来固定关节囊；

－在后形成交叉状纤维，此处为肘关节屈状态下。

肘关节韧带使屈伸运动成为可能。

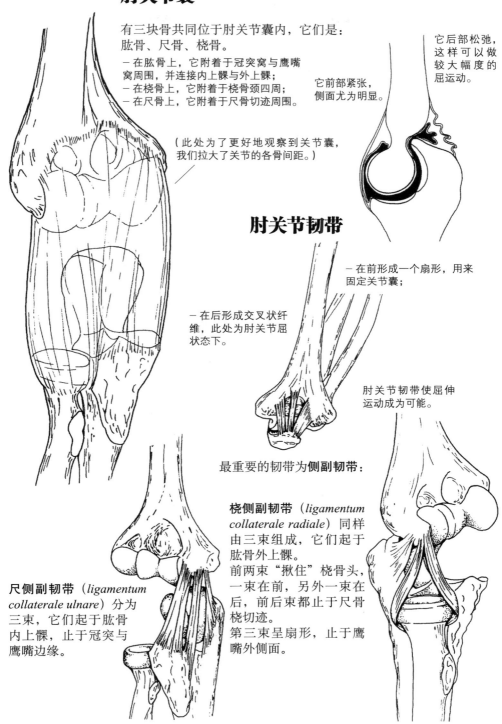

最重要的韧带为侧副韧带：

桡侧副韧带（*ligamentum collaterale radiale*）同样由三束组成，它们起于肱骨外上髁。
前两束"揪住"桡骨头，一束在前，另外一束在后，前后束都止于尺骨桡切迹。
第三束呈扇形，止于鹰嘴外侧面。

尺侧副韧带（*ligamentum collaterale ulnare*）分为三束，它们起于肱骨内上髁，止于冠突与鹰嘴边缘。

这些有力的韧带限制肘关节所有的侧面运动。

143

肘关节及屈伸运动

肱骨底部的面与桡骨、尺骨整体相关节。
该部位只能产生矢状面内的运动。

－在屈运动中，骨的形态是凹面朝前，这样肌群能够附着于其上。

桡骨头嵌入桡窝内。

冠突喙嵌入冠突窝内。

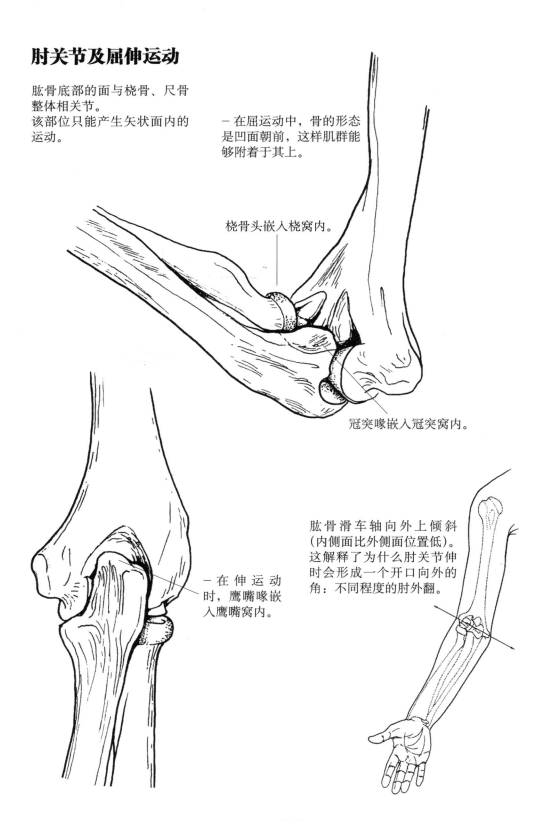

－在伸运动时，鹰嘴喙嵌入鹰嘴窝内。

肱骨滑车轴向外上倾斜（内侧面比外侧面位置低）。这解释了为什么肘关节伸时会形成一个开口向外的角：不同程度的肘外翻。

附着于多块骨上的肘屈、伸肌

我们将它们分为两组来介绍。
粗体字：主要肌肉
斜体字：附属肌肉（大部分在腕与手相关章节
进行探讨）。

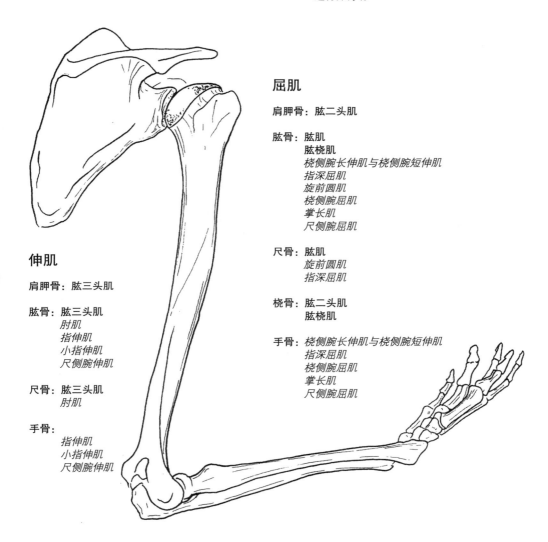

屈肌

肩胛骨：肱二头肌

肱骨：肱肌
肱桡肌
桡侧腕长伸肌与桡侧腕短伸肌
指深屈肌
旋前圆肌
桡侧腕屈肌
掌长肌
尺侧腕屈肌

尺骨：肱肌
旋前圆肌
指深屈肌

桡骨：肱二头肌
肱桡肌

手骨：*桡侧腕长伸肌与桡侧腕短伸肌*
指深屈肌
桡侧腕屈肌
掌长肌
尺侧腕屈肌

伸肌

肩胛骨：肱三头肌

肱骨：肱三头肌
肘肌
指伸肌
小指伸肌
尺侧腕伸肌

尺骨：肱三头肌
肘肌

手骨：*指伸肌*
小指伸肌
尺侧腕伸肌

肘屈肌

肱肌
(*brachialis*)

始于肱骨前面（下半部），止
于尺骨冠突前面。

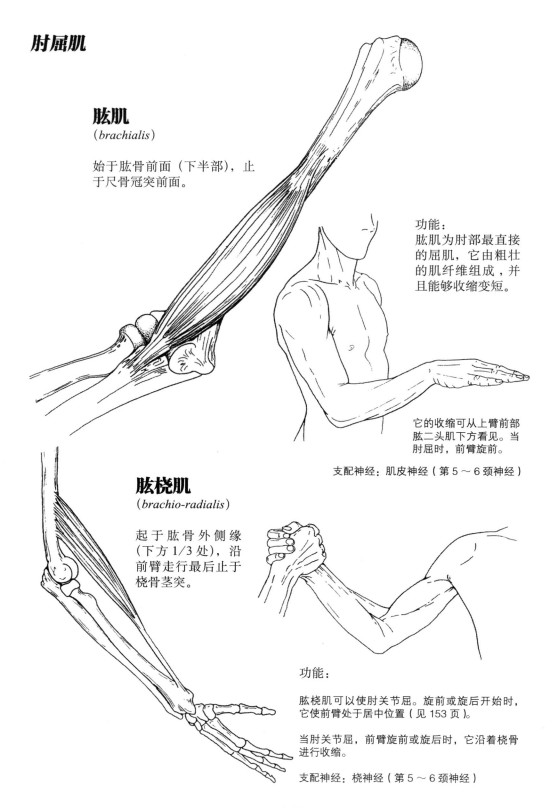

功能：
肱肌为肘部最直接
的屈肌，它由粗壮
的肌纤维组成，并
且能够收缩变短。

它的收缩可从上臂前部
肱二头肌下方看见。当
肘屈时，前臂旋前。

支配神经：肌皮神经（第 5～6 颈神经）

肱桡肌
(*brachio-radialis*)

起 于 肱 骨 外 侧 缘
（下 方 1/3 处），沿
前臂走行最后止于
桡骨茎突。

功能：

肱桡肌可以使肘关节屈。旋前或旋后开始时，
它使前臂处于居中位置（见 153 页）。

当肘关节屈，前臂旋前或旋后时，它沿着桡骨
进行收缩。

支配神经：桡神经（第 5～6 颈神经）

肱二头肌

(*biceps brachii*)

肱二头肌的上部有两个起点，
由此产生两个肌"头"。

长头（*caput longum*）
以长腱始于肩胛骨关节盂
之上，它首先跨越一个关
节囊，之后弯成肘形在肱
骨大结节与小结节之间通
过，最后进入结节间沟内。

该肌腱上生出一些肥壮的肌纤维
与短头肌纤维相会合。

之后肌肉整体沿上臂下行，形
成一个统一的肌腱。

短头（*caput brevis*）
始于肩胛骨喙突上的
肌腱（在外侧端），
然后形成一个粗壮的
肌腹与长头相接合。

该肌腱从肘关节前经过，
而后止于桡骨粗隆。

－肱二头肌的两个头
在肩关节的功能是不
同的（见 129 页）。

肱二头肌的功能：

－可以使肘屈及旋后，
此时上臂前部肌肉收缩；

支配神经：肌皮神经（第 5 ～ 6
颈神经）

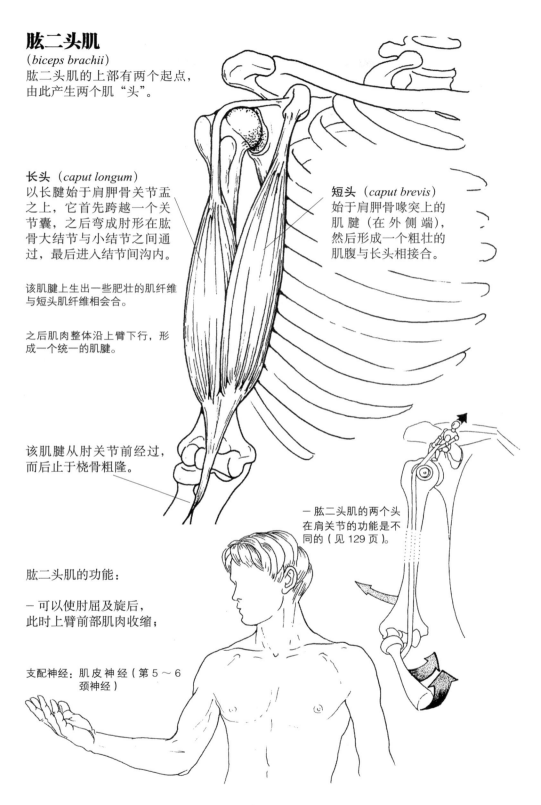

147

肘伸肌

肱三头肌
(*triceps brachii*)

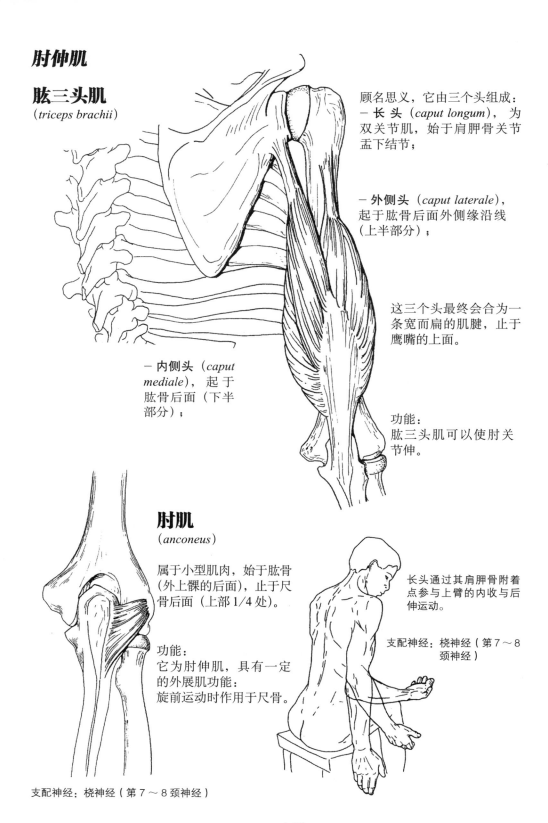

顾名思义，它由三个头组成：
- **长头**（*caput longum*），为双关节肌，始于肩胛骨关节盂下结节；

- **外侧头**（*caput laterale*），起于肱骨后面外侧缘沿线（上半部分）；

这三个头最终会合为一条宽而扁的肌腱，止于鹰嘴的上面。

- **内侧头**（*caput mediale*），起于肱骨后面（下半部分）；

功能：
肱三头肌可以使肘关节伸。

肘肌
(*anconeus*)

属于小型肌肉，始于肱骨（外上髁的后面），止于尺骨后面（上部 1/4 处）。

功能：
它为肘伸肌，具有一定的外展肌功能；
旋前运动时作用于尺骨。

长头通过其肩胛骨附着点参与上臂的内收与后伸运动。

支配神经：桡神经（第 7～8 颈神经）

支配神经：桡神经（第 7～8 颈神经）

前臂的旋前与旋后运动

旋前与旋后同时发生于肘关节、前臂的两骨之间。

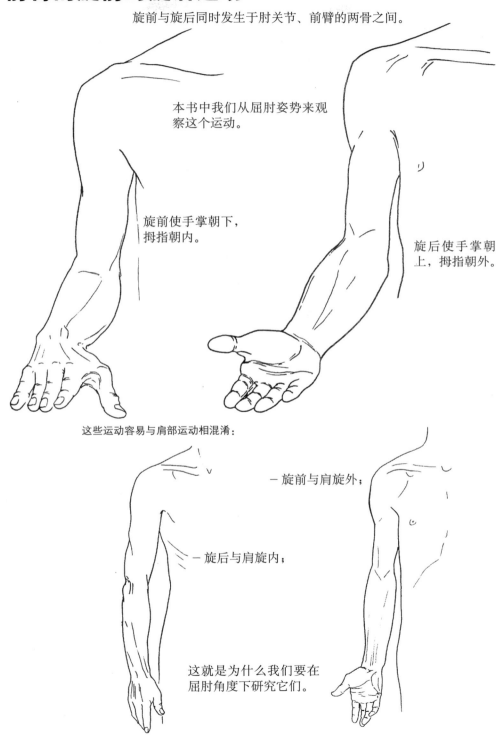

本书中我们从屈肘姿势来观察这个运动。

旋前使手掌朝下，拇指朝内。

旋后使手掌朝上，拇指朝外。

这些运动容易与肩部运动相混淆：

－旋前与肩旋外；

－旋后与肩旋内；

这就是为什么我们要在屈肘角度下研究它们。

旋前与旋后运动中的肘与前臂两骨：关节面与连接方式

为了使旋前和旋后成为可能，关节面与前臂上、下部的韧带都起到了非常重要的作用。

上部，尺骨上有一关节面，位于冠突外侧面。这是**桡切迹**（*incisura radialis*），它从前向后凹陷。

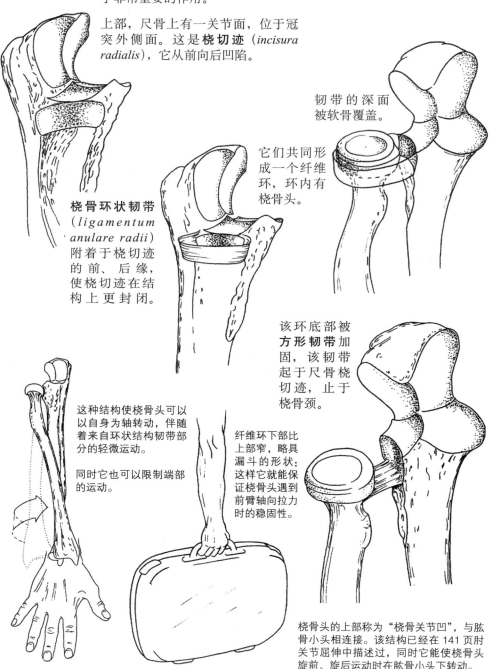

韧带的深面被软骨覆盖。

它们共同形成一个纤维环，环内有桡骨头。

桡骨环状韧带（*ligamentum anulare radii*）附着于桡切迹的前、后缘，使桡切迹在结构上更封闭。

该环底部被**方形韧带**加固，该韧带起于尺骨桡切迹，止于桡骨颈。

这种结构使桡骨头可以以自身为轴转动，伴随着来自环状结构韧带部分的轻微运动。

同时它也可以限制端部的运动。

纤维环下部比上部窄，略具漏斗的形状；这样它就能保证桡骨头遇到前臂轴向拉力时的稳固性。

桡骨头的上部称为"桡骨关节凹"，与肱骨小头相连接。该结构已经在 141 页肘关节屈伸中描述过，同时它能使桡骨头旋前、旋后运动时在肱骨小头下转动。

150

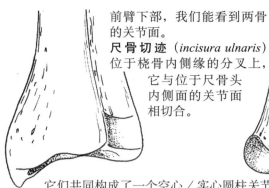

前臂下部，我们能看到两骨的关节面。

尺骨切迹（*incisura ulnaris*）位于桡骨内侧缘的分叉上，它与位于尺骨头内侧面的关节面相切合。

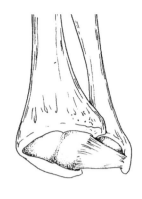

它们共同构成了一个空心／实心圆柱关节面，使得桡骨底得以围绕尺骨头回旋。

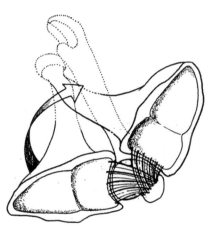

还有另外一种可动连接方式：关节盘（*discus articularis*）。它起于尺骨茎突根部，止于桡切迹下缘。

其前缘与后缘较厚：所以它呈两面凹陷状并被软骨覆盖。

它不仅仅是个关节面（尺骨头下面及腕关节），同时也是一种联结方式。

在旋前与旋后运动中，它犹如一个清理尺骨关节面的"雨刷器"。

旋前时，后面的纤维束处于紧张状态；旋后时，前面的纤维束处于紧张状态。

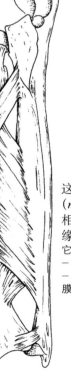

这两块骨完全通过**前臂骨间膜**（*membrana interossea antebrachii*）相结合。骨间膜起于桡骨内侧缘，止于尺骨外侧缘。

它抗拉性极强，分为两层：
- 中部纤维向内下斜行；
- 上部纤维向内上斜行（称为前臂骨间膜斜索）。

骨间膜在上臂旋前时松弛，旋后时紧绷，所以它（严重）限制旋后运动。它也阻止两骨之间纵向滑动（比如当手提物品时）。

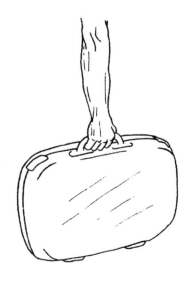

151

旋前与旋后：骨的形态与运动

在旋前时，桡骨通过围绕尺骨做锥形运动而发生移位。
它的上端以自身为轴进行旋转，但由于环状韧带相对具有柔韧性，所以移位成为一种可能。
它的下端围绕尺骨头向内前方滑动。

对尺骨而言则有两种可能：

– 它与桡骨同时向外后方
移动*：运动轴位于中指
上，比如旋转钥匙；

– 当它固定时，运
动轴位于小指上，
比如看书翻页。

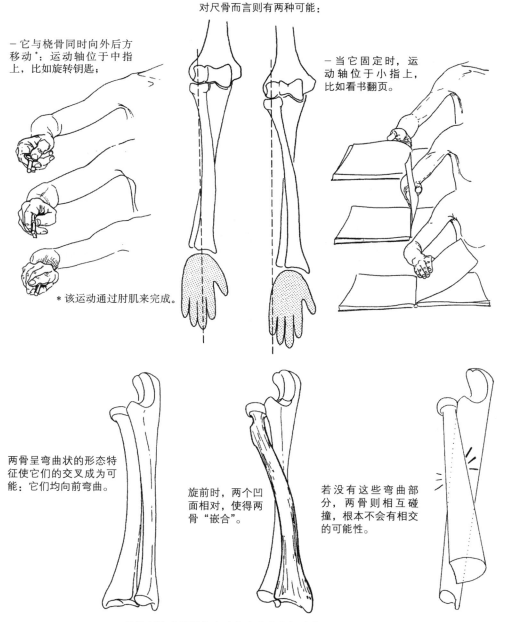

* 该运动通过肘肌来完成。

两骨呈弯曲状的形态特
征使它们的交叉成为可
能：它们均向前弯曲。

旋前时，两个凹
面相对，使得两
骨"嵌合"。

若没有这些弯曲部
分，两骨则相互碰
撞，根本不会有相交
的可能性。

骨骼创伤（骨折）会改变这些弯曲部分的形状，因而会影响到上臂的旋前和旋
后运动，尤其是在一些涉及运用上肢扭转技巧的运动中（比如武术）。

旋前与旋后运动的肌肉
旋前肌附着的三块骨骼

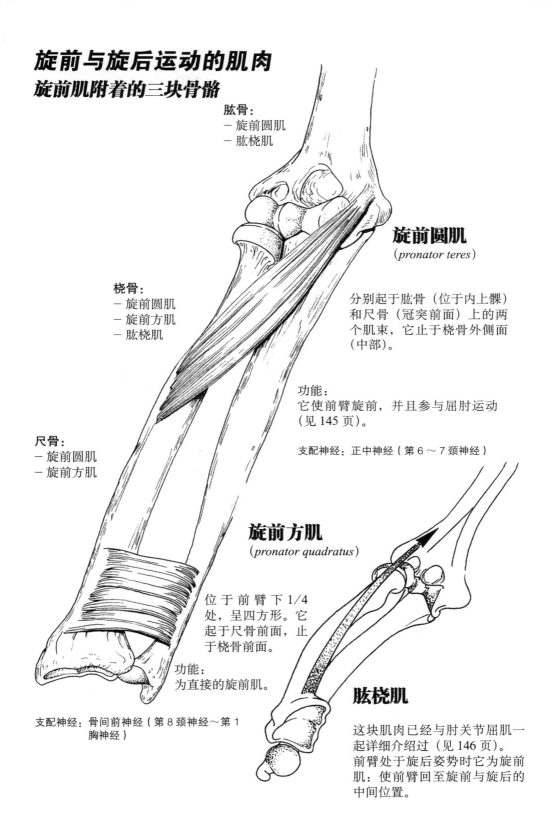

肱骨：
- 旋前圆肌
- 肱桡肌

桡骨：
- 旋前圆肌
- 旋前方肌
- 肱桡肌

尺骨：
- 旋前圆肌
- 旋前方肌

旋前圆肌
(*pronator teres*)

分别起于肱骨（位于内上髁）和尺骨（冠突前面）上的两个肌束，它止于桡骨外侧面（中部）。

功能：
它使前臂旋前，并且参与屈肘运动（见 145 页）。

支配神经：正中神经（第 6 ～ 7 颈神经）

旋前方肌
(*pronator quadratus*)

位于前臂下 1/4 处，呈四方形。它起于尺骨前面，止于桡骨前面。

功能：
为直接的旋前肌。

支配神经：骨间前神经（第 8 颈神经～第 1 胸神经）

肱桡肌

这块肌肉已经与肘关节屈肌一起详细介绍过（见 146 页）。
前臂处于旋后姿势时它为旋前肌：使前臂回至旋前与旋后的中间位置。

153

旋后肌附着的四块骨骼

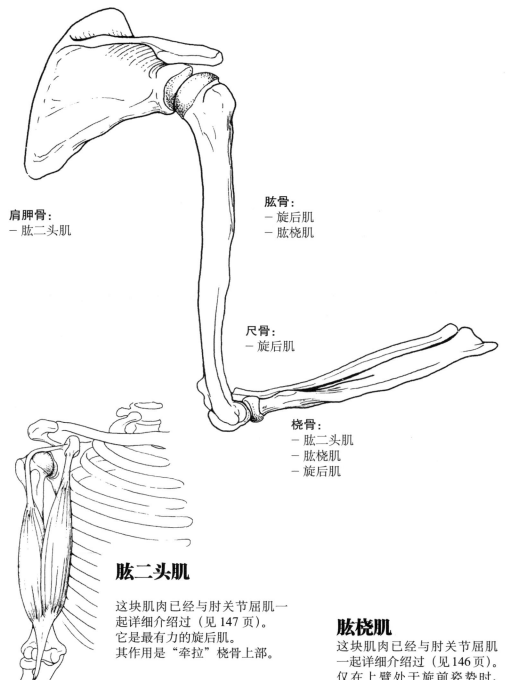

肩胛骨：
－肱二头肌

肱骨：
－旋后肌
－肱桡肌

尺骨：
－旋后肌

桡骨：
－肱二头肌
－肱桡肌
－旋后肌

肱二头肌

这块肌肉已经与肘关节屈肌一
起详细介绍过（见 147 页）。
它是最有力的旋后肌。
其作用是"牵拉"桡骨上部。

肱桡肌

这块肌肉已经与肘关节屈肌
一起详细介绍过（见 146 页）。
仅在上臂处于旋前姿势时，
它为旋后肌：作用是使前臂
回至旋前与旋后的中间位置。

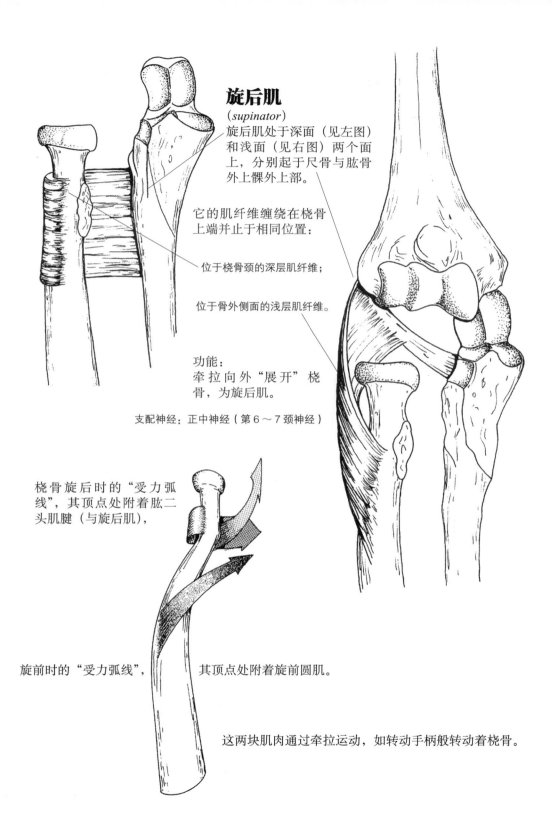

旋后肌

(*supinator*)

旋后肌处于深面（见左图）和浅面（见右图）两个面上，分别起于尺骨与肱骨外上髁外上部。

它的肌纤维缠绕在桡骨上端并止于相同位置：

位于桡骨颈的深层肌纤维；

位于骨外侧面的浅层肌纤维。

功能：

牵拉向外"展开"桡骨，为旋后肌。

支配神经：正中神经（第6～7颈神经）

桡骨旋后时的"受力弧线"，其顶点处附着肱二头肌腱（与旋后肌），

旋前时的"受力弧线"，　　其顶点处附着旋前圆肌。

这两块肌肉通过牵拉运动，如转动手柄般转动着桡骨。

第五章　手腕与手掌

手掌位于上肢的末端,是非常完美的"工具"。

这首先要归功于手指运动的灵活性——由复杂的肌腱系统实现(比如钢琴家的手)。

这还应归功于拇指的排列位置,使其能够朝向其他手指。手掌因此可以执行各种抓握动作:从最精细的动作(拿大头针)到最强有力的动作(举起重物、牵拉对手)。

手掌通过腕关节与前臂相连。本章我们将同时介绍腕关节与手掌,因为这两个部位的一部分肌肉是共有的。

拇指的骨骼与肌肉将在本章末尾单独做介绍,因为拇指的作用极其重要。

腕关节与手掌的形态学

正面观：
（掌面）

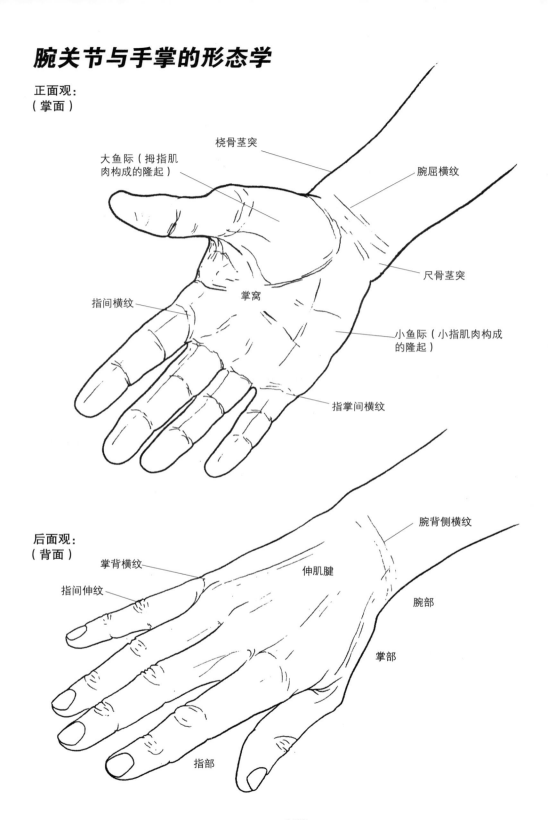

桡骨茎突

大鱼际（拇指肌肉构成的隆起）

腕屈横纹

尺骨茎突

指间横纹

掌窝

小鱼际（小指肌肉构成的隆起）

指掌间横纹

后面观：
（背面）

腕背侧横纹

掌背横纹

伸肌腱

指间伸纹

腕部

掌部

指部

手部骨骼构造

从掌面观察，手的骨骼系统由三个骨质区域组成：
手掌上部由八块**腕骨**（*ossa carpi*）组成，排成两列。

第一列为近侧列，
它们紧接着前臂。

第二列为远侧列，
它们紧接掌骨区。

掌骨（*ossa metacarpalia*）
由五块长骨组成，它们
呈扇形分布。

每块掌骨连接**指骨**（*ossa digitorum manum*），共 14 块，拇指两块，其余四指各三块。

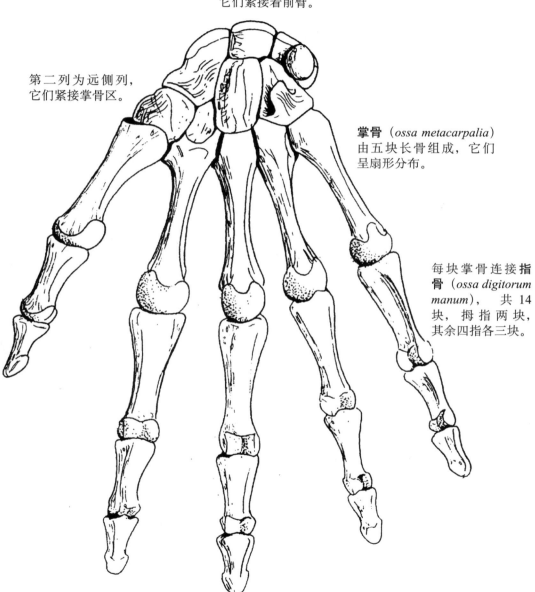

掌骨与指骨分布呈"射线"状或"骨柱"状。

腕部的运动

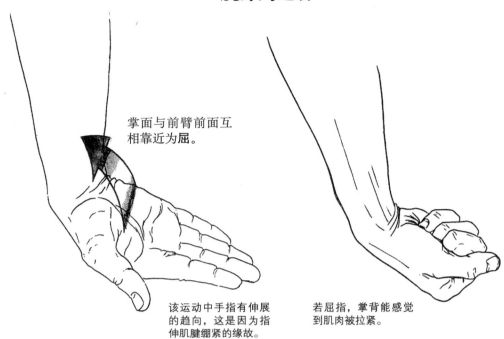

掌面与前臂前面互相靠近为**屈**。

该运动中手指有伸展的趋向，这是因为指伸肌腱绷紧的缘故。

若屈指，掌背能感觉到肌肉被拉紧。

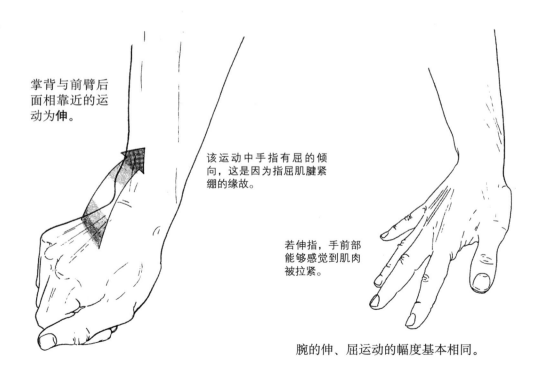

掌背与前臂后面相靠近的运动为**伸**。

该运动中手指有屈的倾向，这是因为指屈肌腱紧绷的缘故。

若伸指，手前部能够感觉到肌肉被拉紧。

腕的伸、屈运动的幅度基本相同。

160

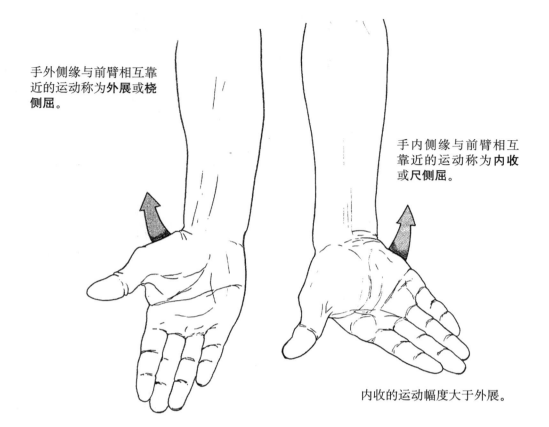

手外侧缘与前臂相互靠近的运动称为**外展**或**桡侧屈**。

手内侧缘与前臂相互靠近的运动称为**内收**或**尺侧屈**。

内收的运动幅度大于外展。

腕与手最常做斜向的运动:

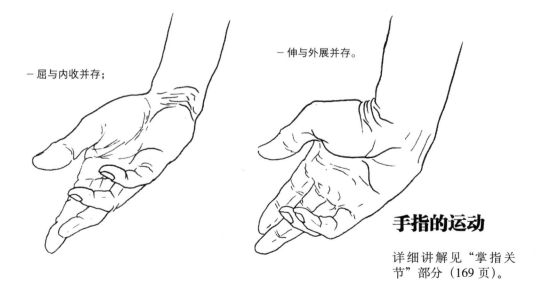

－伸与外展并存。

－屈与内收并存;

手指的运动

详细讲解见"掌指关节"部分（169页）。

腕骨
(*carpus*)

它是一个较小的整体（高约3cm，宽约5cm），由两列骨组成。

上方是近侧列，它们与前臂相切合：

月骨（*os lunatum*）：呈月牙形。其上面与桡骨以及关节盘相连，其下面与头状骨及一小部分钩骨形成关节。

三角骨（*os triquetrum*）：呈底在上外侧的锥形，上面与关节盘相连，下面与头状骨相关节。

手舟骨（*os scaphoïdeum*）：呈肘形，其上面与桡骨构成关节，其下面与大多角骨与小多角骨构成关节。

豌豆骨（*os pisiforme*）：呈樱桃状，位于三角骨前方，两者相关节。

大多角骨（*os trapezium*）：其前面有一凸出骨嵴，其下面与第1掌骨相关节。

下方为远侧列，该列骨骼与各掌骨相连：

钩骨（*os hamatum*）：它的前面有一处突起叫作**钩骨钩**（*hamulus ossi hamati*）（下面与第4、5掌骨底相连）。

小多角骨（*os trapezoideum*）：近似楔形，其下面与第2掌骨相关节。

头状骨（*os capitatum*）：体形最大，其前面有一个结节。在下面它与第3掌骨相关节，同时又通过两个面与相邻的掌骨相关节。

162

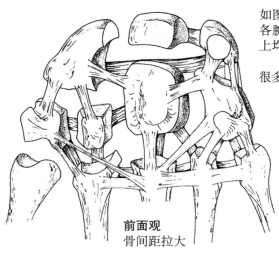

前面观
骨间距拉大

如图所示：
各腕骨侧面之间是相互连接的，它们的面上均覆盖着软骨。

很多韧带跨骨连接，它们牢固而紧密。

腕部骨骼

腕部由八块骨骼构建而成。
掌面凹陷形成**腕骨沟**。
该凹面源于各骨骼的排列方向（见168、284页）。

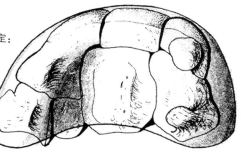

腕骨沟由以下两侧的骨骼限定：
－ 手舟骨结节；
－ 大多角骨骨嵴，位于外侧；

以及位于内侧的豌豆骨、钩骨钩。

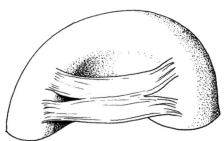

腕横韧带经过隧道状的腕骨沟并附着于其两侧的骨骼上。
手固有的小肌肉与掌长肌附着于这条韧带上，韧带下方有起于前臂的手掌肌腱通过，形成"腕管"。

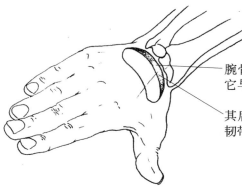

腕骨组合的上面凸出，称为"**腕髁**"，它与桡骨和关节盘相连。

其后面也有凸出，骨在此处通过众多韧带（如前面观图所示）相连接。

腕关节及各关节面

腕部为一个多关节区域，各骨骼的作用在此得到集中体现。

它整体分为两部分：
- 上部：桡骨腕关节面与尺骨的关节盘构成前臂关节盂，与由近侧列各骨（豌豆骨除外）构成的**腕髁**相切合，这个关节称为**桡腕关节**；
- 下部：上列的三块骨与下列的三块骨相切合，称为**腕骨间关节**。

前臂关节形成凹陷的关节面，呈椭圆形，其后缘比前缘低。其外侧由桡骨下部关节面构成；其内侧由**关节盘**（*discus articularis*）的下面构成并被软骨覆盖。

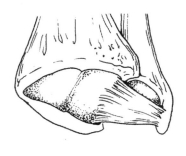

桡腕关节
(*articulation radio-carpea*)
的关节面：

当上臂做旋前与旋后运动时，关节盘能保持前臂关节盂的整体性。

事实上，我们可以看到，当腕部与前臂两骨相关节，在旋前运动中，腕部运动轨迹是有重叠的。

在前臂旋前或旋后运动中，关节盘使腕部与桡骨形成几乎连续的面，它如同雨刷器一样清理尺骨面（见 142 页）。

腕髁
由手舟骨、月骨以及三角骨的上面构成，外部被软骨覆盖。

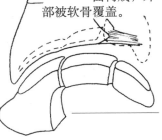

腕骨间关节
(*articulation medio-carpea*)
的关节面：

上部由手舟骨、月骨以及三角骨的下面组成；

下部由大多角骨、小多角骨、头状骨以及钩骨的上面组成。

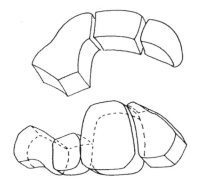

它们的结合面呈斜体 "S" 形，我们可以辨别出两部分：
- 外部，它集中了一个凹陷关节面和一个凸出关节面；
- 内部，由上下两个平坦的关节面构成。

联结方式

关节囊：
桡腕关节有一个关节囊，它附着于关节面四周且前后都很松弛，侧面都有韧带加固。该关节囊同时也是滑膜。
在腕骨间关节上，每个关节都有一个关节囊。关节囊之间的连接程度是不同的，但滑膜是共有的（无图示）。

韧带：
在桡腕关节上，有数条小韧带，我们把它们分为三组：

— **前韧带**起于桡骨底部前缘，止于腕骨；

— **侧韧带**起于桡骨茎突与尺骨茎突，止于腕骨；

— **后韧带**起于桡骨底部后缘与关节盘，止于腕骨。

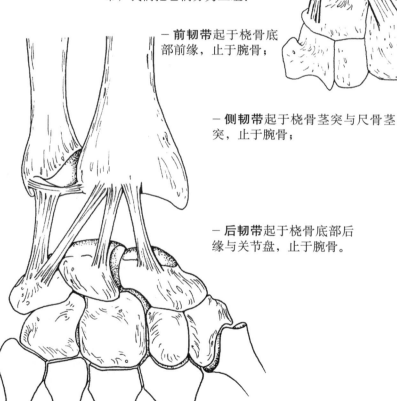

前面观

后面观

在腕骨间关节处，韧带起于某骨止于邻骨。它们通过桡腕关节的一些韧带束来加固。

165

腕关节运动

两列腕骨参与腕关节运动。

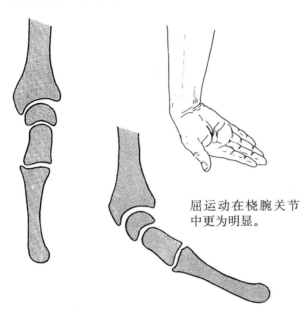

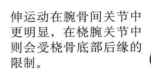

伸运动在腕骨间关节中更明显，在桡腕关节中则会受桡骨底部后缘的限制。

屈运动在桡腕关节中更为明显。

外展运动中腕的外侧骨主要参与，手舟骨向桡骨靠近。
该运动会受到桡骨茎突的限制。
腕内侧关节分离。

近侧列腕骨同时做屈与旋前运动，
远侧列做伸与旋后运动。

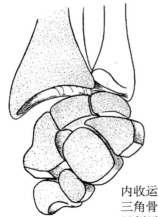

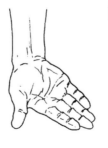

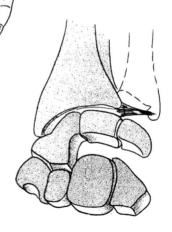

内收运动时，与外展运动正好相反：
三角骨靠近尺骨。
尺侧运动受限程度较桡侧轻，因为
尺骨茎突向腕关节突出幅度较小。
腕关节外侧分离。

166

手掌与手指
(*metacarpus -ossa digitorum manus*)
手掌由五根骨质柱构成，每根柱分为掌骨和
指骨两部分：
拇指为两节，其余各指均有三块指骨。
虽然它们很小，但都属于长骨，分为三部分：

底（*basis*）（位于上方）

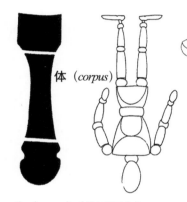

体（*corpus*）

在此，我们探讨第 2、3、4、5 指，拇指
柱将在 183 页探讨。

头（*caput*）（位于下方）

掌骨
(*os metacarpale*)

掌骨底为四角形，与
腕骨相切合，掌骨之
间通过侧关节面互相
关节。

掌骨体横切面为三角形，有三面三缘：

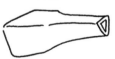

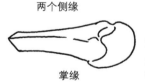

掌骨头上有一个软骨
关节面，呈球形，每
侧均有轻微的结节状
隆起。

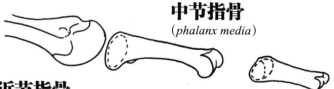

中节指骨
(*phalanx media*)

远节指骨
(*phalanx distalis*)
在远节指骨的底部，
我们可以看见一个类
似于中节指骨底面的

关节面。
在其头部，掌侧有一
结节与指腹区域吻合。

近节指骨
(*phalanx proximalis*)
在底部（上面）我们可以看
见一个圆形凹陷的关节面，
它与掌骨头相关节。
头部有滑车状的关节面。

在底部（上面）我们可以看见一
个凹陷的关节面，它被正中嵴分
为两部分，该嵴与近节指骨头相
连。其头部有一个与近节指骨头
关节面相似的关节面。

腕掌关节 (*articulatio carpo metacarpea*) (**拇指除外**)

包含以下结构：

－远侧列腕骨下表面

－掌骨底（上表面）

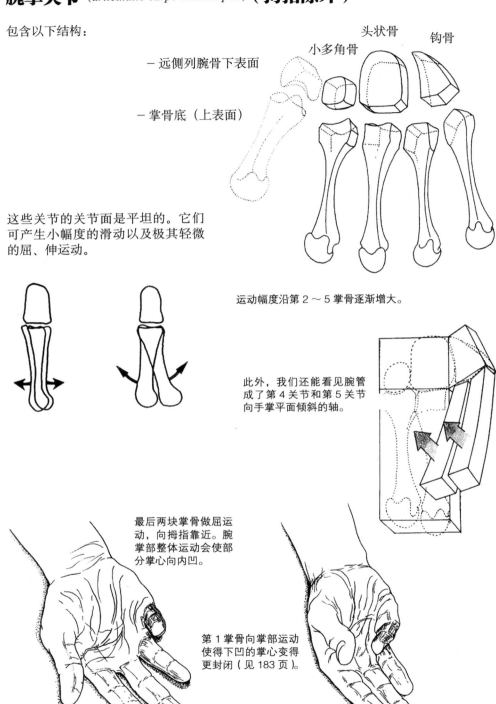

头状骨

小多角骨

钩骨

这些关节的关节面是平坦的。它们
可产生小幅度的滑动以及极其轻微
的屈、伸运动。

运动幅度沿第 2 ～ 5 掌骨逐渐增大。

此外，我们还能看见腕管
成了第 4 关节和第 5 关节
向手掌平面倾斜的轴。

最后两块掌骨做屈运
动，向拇指靠近。腕
掌部整体运动会使部
分掌心向内凹。

第 1 掌骨向掌部运动
使得下凹的掌心变得
更封闭（见 183 页）。

掌指关节

(*articulatio metacarpo phalangae*)

（以第 3 指为例）

该部分的骨质形态使
关节能做屈、伸、外
展、内收以及轻微的
回旋运动。

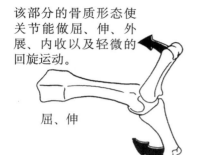

屈、伸

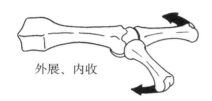

外展、内收

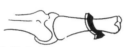

轻微的回旋运动

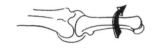

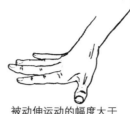

被动伸运动的幅度大于
主动伸运动的幅度。

掌指关节的关节囊前后
松弛，两侧紧绷。

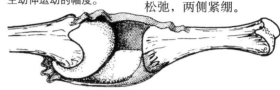

掌侧通过纤维软骨板进行加固，这个纤维软骨板
为**掌板**，它止于指骨缘，形成一个铰链区。

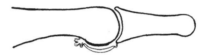

当关节伸时，掌板使指骨底部的表面完整。

由于铰链关节以
及关节囊收合，
指关节屈时可以
折叠合拢。

侧韧带可以固定关节囊，它们起于掌骨头
结节，直至指骨底的侧面。

重点细节：掌骨上的侧韧带附着于骨的背侧面。
此外，掌侧的掌骨头比背侧的掌骨头更宽。
因此，侧韧带在屈运动时变紧，在伸运动时松弛。
结论：在关节做屈运动时，掌指关节的外展、内
收与回旋运动是不可能的。

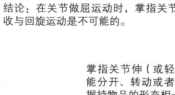

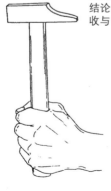

掌指关节伸（或轻微屈）时，各手指
能分开、转动或者调整手型使之与所
握持物品的形态相一致。

做屈运动时，一切正好相反，掌指关节固定，
这样更容易积聚力量。

侧韧带向掌板部位呈扇形膨大。

指间关节

(*articulationes interphalangeae manus*)

（以第 2 指为例）

我们可以把指间关节的关节面比喻成实心的双轨与空心双轨的连接。它们的这种结构适合做矢状面内的运动。

该关节的关节囊与韧带分布与掌指关节的分布相同。

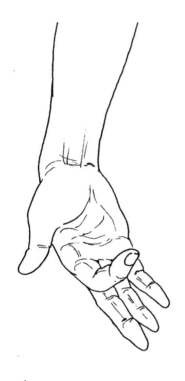

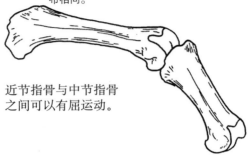

近节指骨与中节指骨之间可以有屈运动。

伸运动不能超过 180°。

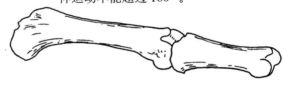

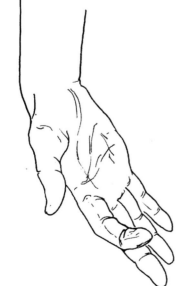

中节指骨与远节指骨之间屈运动也是可能的。

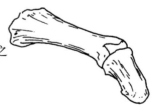

伸运动虽然可做，但通常会受到限制。

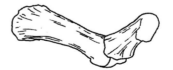

附着于各骨骼之上的手部与腕部肌肉

正常字体部分:
影响腕关节的肌肉。
斜体字部分:
影响手指并且间接影响腕关节的肌肉。

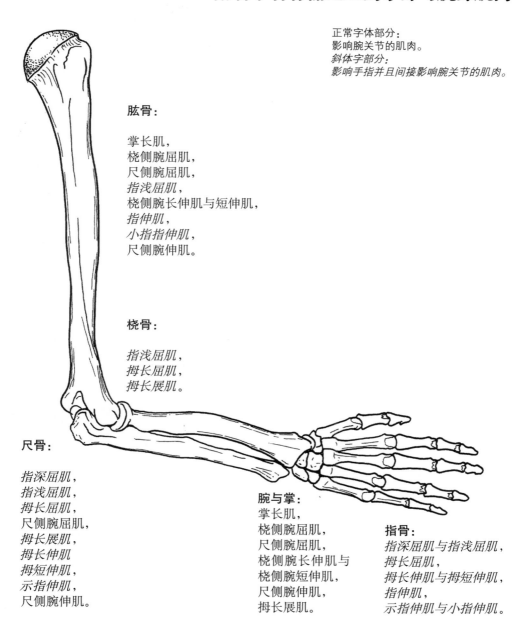

肱骨:

掌长肌,
桡侧腕屈肌,
尺侧腕屈肌,
指浅屈肌,
桡侧腕长伸肌与短伸肌,
指伸肌,
小指指伸肌,
尺侧腕伸肌。

桡骨:

指浅屈肌,
拇长屈肌,
拇长展肌。

尺骨:

指深屈肌,
指浅屈肌,
拇长屈肌,
尺侧腕屈肌,
拇长展肌,
拇长伸肌
拇短伸肌,
示指伸肌,
尺侧腕伸肌。

腕与掌:
掌长肌,
桡侧腕屈肌,
尺侧腕屈肌,
桡侧腕长伸肌与
桡侧腕短伸肌,
尺侧腕伸肌,
拇长展肌。

指骨:
指深屈肌与指浅屈肌,
拇长屈肌,
拇长伸肌与拇短伸肌,
指伸肌,
示指伸肌与小指伸肌。

此外, 还有一些肌肉仅附着于手骨上: **手肌。**
作用于拇指的肌肉在手掌桡侧形成一隆起: **大鱼际。**
作用于小指的肌肉在手掌尺侧形成一隆起: **小鱼际。**
也有一些手部固有肌肉位于掌骨之间: *骨间肌与蚓状肌。*

171

腕部肌肉
腕屈肌

这是位于前臂前部的三块肌肉。
它们起于肱骨内上髁，止于腕区。

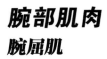

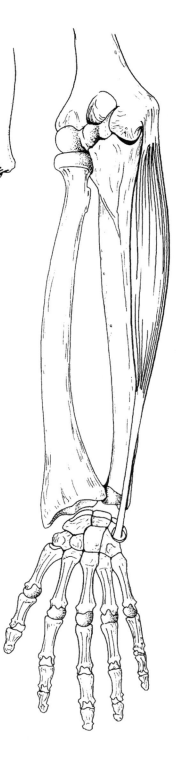

尺侧腕屈肌
(flexor carpi ulnaris)

该肌肉起于肱骨内上髁、鹰嘴（内侧面）与尺骨后缘（内侧斜面）。

之后它的肌腱沿着尺骨下行（最内侧），沿尺骨茎突延伸，止于豌豆骨（少部分位于钩骨）。

功能：
它使腕屈，使尺骨侧屈（内收）。它参与肘关节屈，但作用比较小。

支配神经：尺神经（第 7 ～ 8 颈神经）

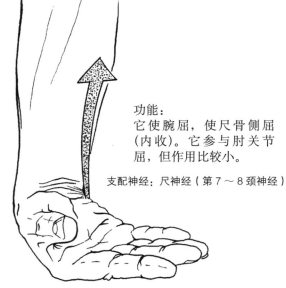

172

掌长肌

(*palmaris longus*)

这块细长的肌肉起于肱骨内上髁，之后逐渐形成肌腱。该肌腱成扇状止于腕横韧带与掌浅筋膜。

功能：
它使腕屈，对屈肘的作用极小。同时，它不能使腕部侧屈，因为它位于腕的矢状轴上。

支配神经：正中神经（第 8 颈神经～第 1 胸神经）

桡侧腕屈肌

(*flexor carpi radialis*)

它起于肱骨内上髁，沿前臂伸展，随后形成一条肌腱下行于腕管内，最后止于第 2 掌骨底。

功能：
它作用于桡腕关节与腕骨间关节，使腕屈；使腕向桡侧屈，对肘关节的屈与旋前的作用很小。

支配神经：正中神经（第 8 颈神经～第 1 胸神经）

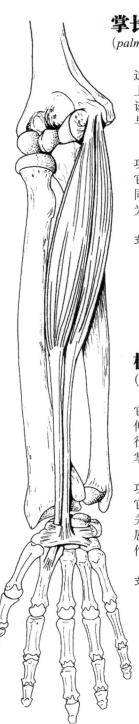

腕伸肌

桡侧伸肌

这两块肌肉在桡骨外部沿前臂延伸，它们从腕部的纤维鞘内通过，最后止于掌背处。

桡侧腕长伸肌

(*extensor carpi radialis longus*)
它起于肱骨外侧缘（下部），止于第 2 掌骨底（后面）。

桡侧腕短伸肌

(*extensor carpi radialis brevis*)
它起于肱骨外上髁，止于第 3 掌骨底（后面）。

功能：
它使腕部做伸运动。它还参与肘的屈运动。

支配神经：桡神经（第6～8颈神经）

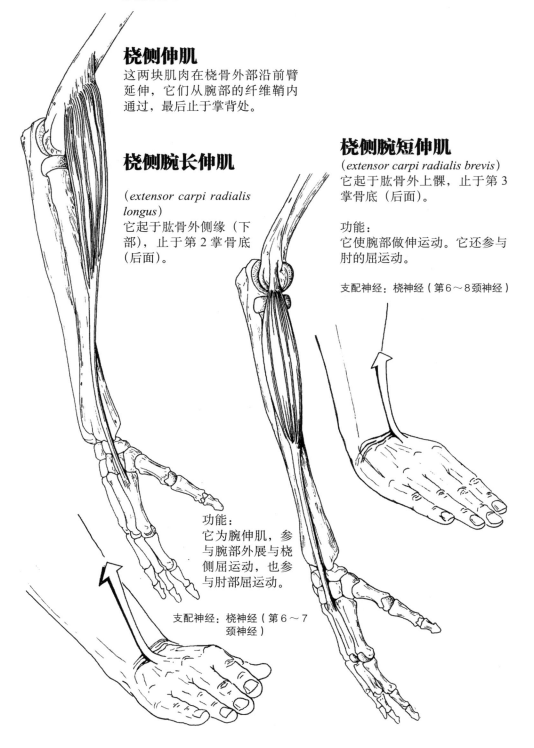

功能：
它为腕伸肌，参与腕部外展与桡侧屈运动，也参与肘部屈运动。

支配神经：桡神经（第6～7颈神经）

174

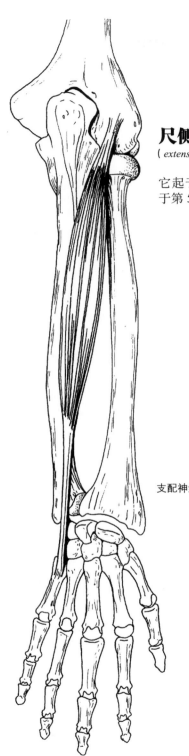

尺侧腕伸肌
(*extensor carpi ulnaris*)

它起于肱骨外上髁与尺骨后缘，止于第 5 掌骨底（背面）。

功能：
它可使腕伸，使其向尺骨侧屈，参与肘部的伸运动但作用极小。

支配神经：桡神经（第 7 ~ 8 颈神经）

175

指屈肌

指屈肌这两块肌肉的肌腹在前臂前部相重叠，其肌腱止于指骨。

指深屈肌
(*flexor digitorum profundus*)

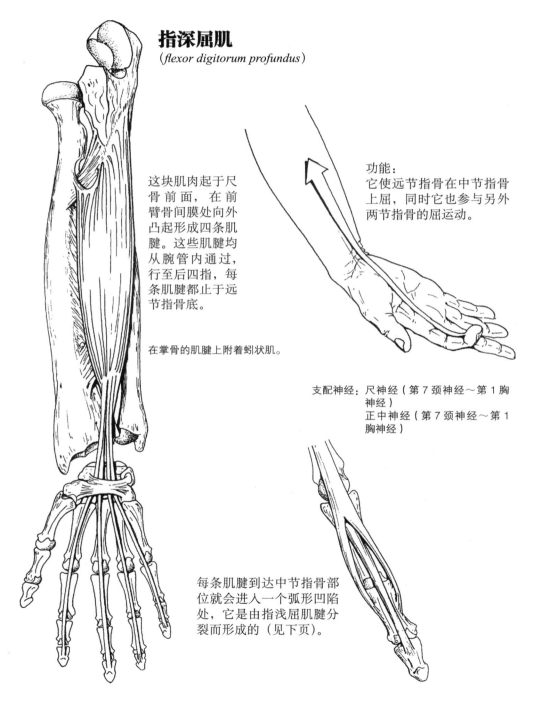

这块肌肉起于尺骨前面，在前臂骨间膜处向外凸起形成四条肌腱。这些肌腱均从腕管内通过，行至后四指，每条肌腱都止于远节指骨底。

在掌骨的肌腱上附着蚓状肌。

功能：
它使远节指骨在中节指骨上屈，同时它也参与另外两节指骨的屈运动。

支配神经：尺神经（第 7 颈神经～第 1 胸神经）
正中神经（第 7 颈神经～第 1 胸神经）

每条肌腱到达中节指骨部位就会进入一个弧形凹陷处，它是由指浅屈肌腱分裂而形成的（见下页）。

指浅屈肌

(*flexor digitorum superficialis*)

这块肌肉位于指深屈肌前面。

它分别起于以下两处：
— 第一处为肱骨内上髁与尺骨冠突；
— 第二处为桡骨前缘；
肌肉分成四条肌腱，通过腕管伸向后四指。
每条肌腱又在近节指骨处被分成两部分，指深屈肌腱从中通过。指浅屈肌最后止于中节指骨前端侧缘。

功能：
它使中节指骨在近节指骨上屈。通过纤维鞘的作用，使近节指骨在掌骨上屈。
它还参与腕屈运动，对肘屈运动的作用极小。

支配神经：正中神经（第7颈神经～第1胸神经）

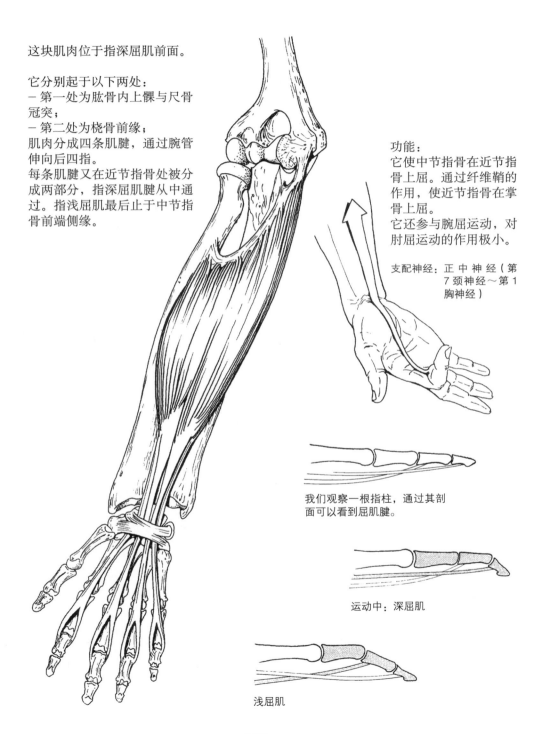

我们观察一根指柱，通过其剖面可以看到屈肌腱。

运动中：深屈肌

浅屈肌

177

指非固有伸肌

指非固有伸肌是位于前臂背面的三块肌肉，它们的肌腱止于掌背。

指伸肌
(*extensor digitorum*)

起于肱骨下段的外上髁处，下行至前臂后端，最后分成四条肌腱。

每条肌腱指向一指并分为三束，在指上分别止于以下三个部位：

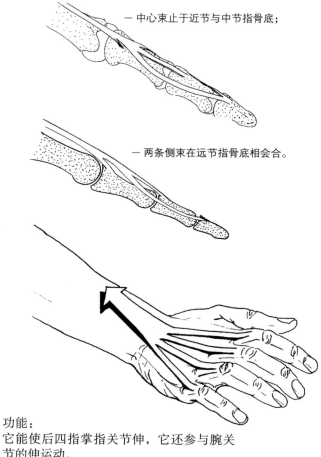

— 中心束止于近节与中节指骨底；

— 两条侧束在远节指骨底相会合。

功能：
它能使后四指掌指关节伸，它还参与腕关节的伸运动。
通过蚓状肌及骨间肌的协同效应（见 81 页），它还参与指间关节做伸运动。

支配神经：桡神经（第 6～8 颈神经）

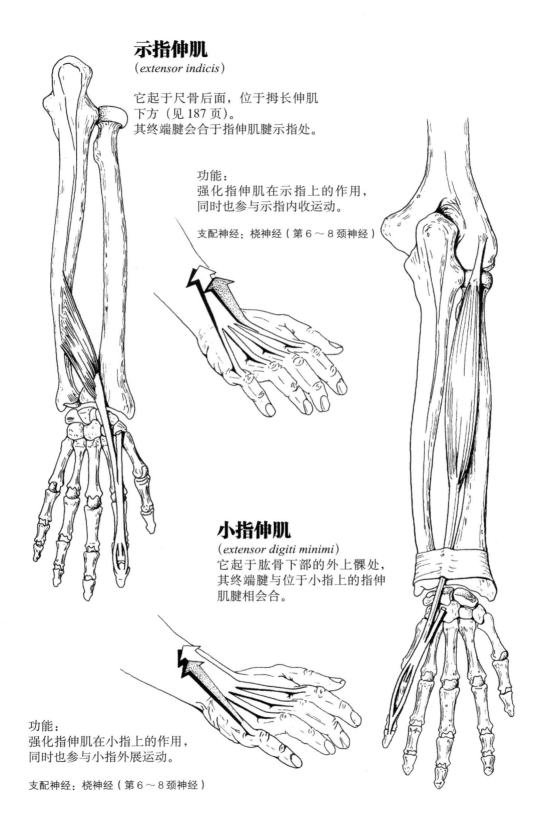

示指伸肌
(*extensor indicis*)

它起于尺骨后面，位于拇长伸肌
下方（见 187 页）。
其终端腱会合于指伸肌腱示指处。

功能：
强化指伸肌在示指上的作用，
同时也参与示指内收运动。

支配神经：桡神经（第 6 ～ 8 颈神经）

小指伸肌
(*extensor digiti minimi*)

它起于肱骨下部的外上髁处，
其终端腱与位于小指上的指伸
肌腱相会合。

功能：
强化指伸肌在小指上的作用，
同时也参与小指外展运动。

支配神经：桡神经（第 6 ～ 8 颈神经）

179

手指肌肉
指部的固有肌

这里所说的固有肌是指仅附着于手骨上的肌肉。

骨间肌
(*interossei*)
骨间肌为小型肌，它位于掌骨体上两块掌骨的间隙内：

人的掌部有四块**骨间背侧肌**（*interossei dorsales*）（起于掌背附近）和四块**骨间掌侧肌**（*interossei palmares*）（起于掌侧）。

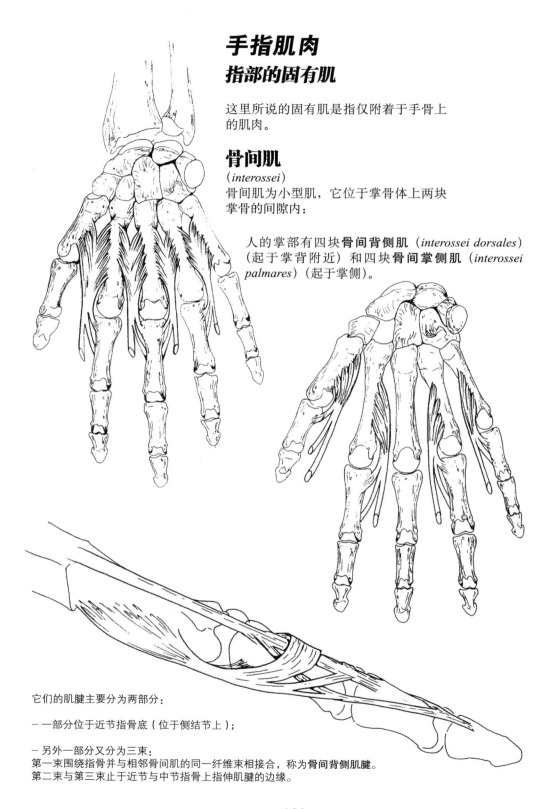

它们的肌腱主要分为两部分：

— 一部分位于近节指骨底（位于侧结节上）；

— 另外一部分又分为三束：
第一束围绕指骨并与相邻骨间肌的同一纤维束相接合，称为**骨间背侧肌腱**。
第二束与第三束止于近节与中节指骨上指伸肌腱的边缘。

180

功能：
它们侧面牵拉近节指
骨，这决定着各指之
间是相互靠近还是彼
此远离。

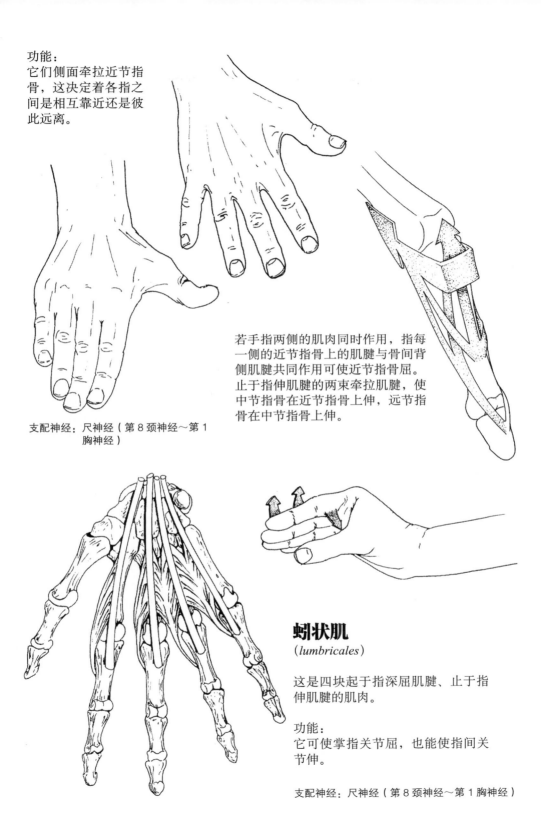

支配神经：尺神经（第8颈神经～第1
胸神经）

若手指两侧的肌肉同时作用，指每
一侧的近节指骨上的肌腱与骨间背
侧肌腱共同作用可使近节指骨屈。
止于指伸肌腱的两束牵拉肌腱，使
中节指骨在近节指骨上伸，远节指
骨在中节指骨上伸。

蚓状肌
(*lumbricales*)

这是四块起于指深屈肌腱、止于指
伸肌腱的肌肉。

功能：
它可使掌指关节屈，也能使指间关
节伸。

支配神经：尺神经（第8颈神经～第1胸神经）

181

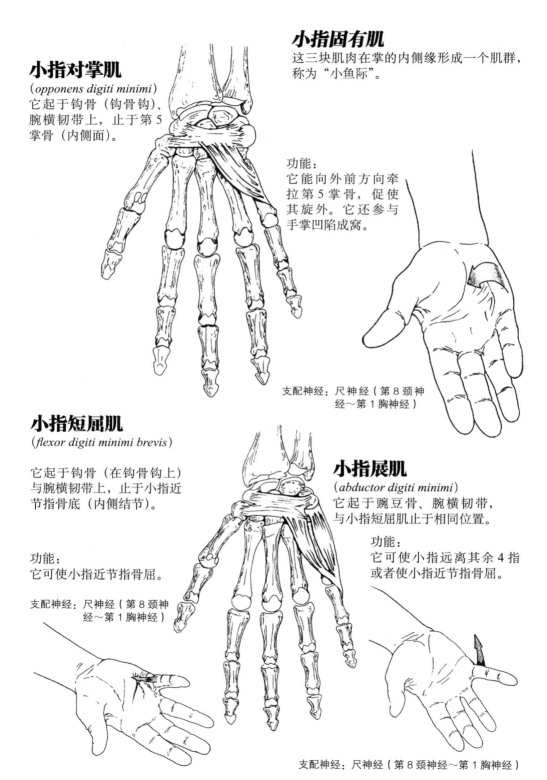

小指对掌肌

（*opponens digiti minimi*）
它起于钩骨（钩骨钩）、
腕横韧带上，止于第5
掌骨（内侧面）。

小指固有肌

这三块肌肉在掌的内侧缘形成一个肌群，
称为"小鱼际"。

功能：
它能向外前方向牵
拉第5掌骨，促使
其旋外。它还参与
手掌凹陷成窝。

支配神经：尺神经（第8颈神
经～第1胸神经）

小指短屈肌

（*flexor digiti minimi brevis*）

它起于钩骨（在钩骨钩上）
与腕横韧带上，止于小指近
节指骨底（内侧结节）。

功能：
它可使小指近节指骨屈。

支配神经：尺神经（第8颈神
经～第1胸神经）

小指展肌

（*abductor digiti minimi*）
它起于豌豆骨、腕横韧带，
与小指短屈肌止于相同位置。

功能：
它可使小指远离其余4指
或者使小指近节指骨屈。

支配神经：尺神经（第8颈神经～第1胸神经）

"拇指柱"
拇指腕掌关节
(*articulatio metacarpea pollicis*)

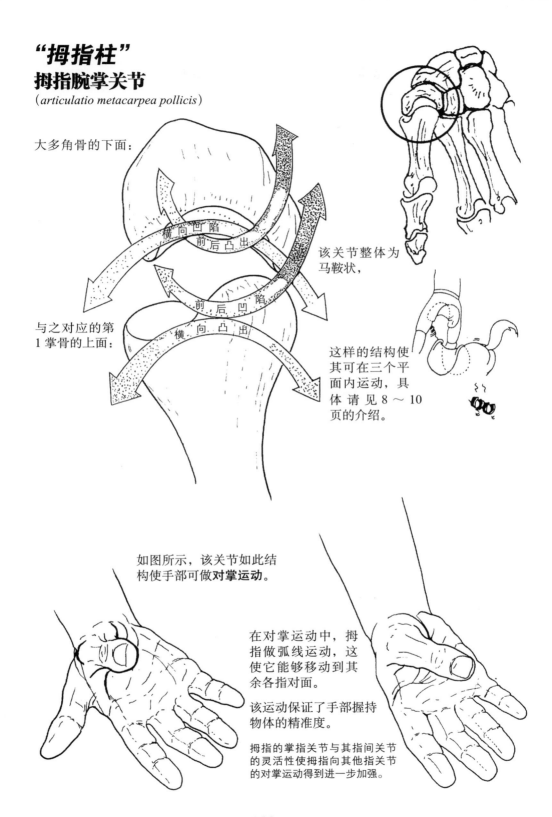

大多角骨的下面：

横向凹陷
前后凸出

前后凹陷

与之对应的第1掌骨的上面：

横向凸出

该关节整体为马鞍状，

这样的结构使其可在三个平面内运动，具体请见 8～10 页的介绍。

如图所示，该关节如此结构使手部可做**对掌运动**。

在对掌运动中，拇指做弧线运动，这使它能够移动到其余各指对面。

该运动保证了手部握持物体的精准度。

拇指的掌指关节与其指间关节的灵活性使拇指向其他指关节的对掌运动得到进一步加强。

相比其余各指，拇指柱的
方向比较特殊：

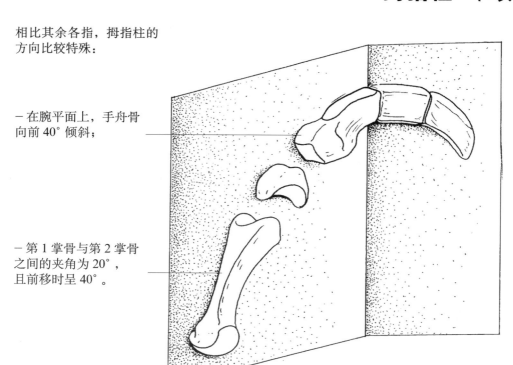

－在腕平面上，手舟骨
向前 40° 倾斜；

－第 1 掌骨与第 2 掌骨
之间的夹角为 20°，
且前移时呈 40°。

当我们观察静止状态下的手时，就
可看见拇指对其余各指呈 90° 角。

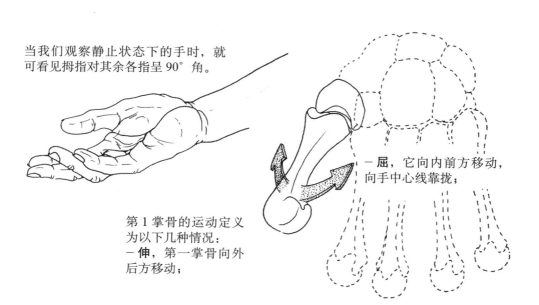

－**屈**，它向内前方移动，
向手中心线靠拢；

第 1 掌骨的运动定义
为以下几种情况：
－**伸**，第一掌骨向外
后方移动；

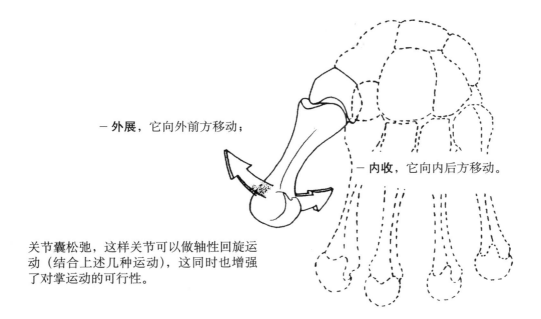

－**外展**，它向外前方移动；

－**内收**，它向内后方移动。

关节囊松弛，这样关节可以做轴性回旋运动（结合上述几种运动），这同时也增强了对掌运动的可行性。

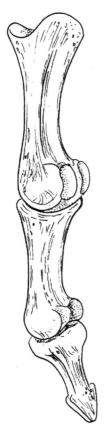

拇指掌指关节
(*articulatio metacarpophalangea pollicis*)

该关节与其余各指的掌指关节结构基本相同，但也存在着差异：

－关节体积较大；

－关节囊相当松弛，便于做轴性回旋运动；

－掌板处有两块籽骨，籽骨上附着肌腱。

指间关节
(*articulatio interphalangea*)

该关节结构与其余各指相同，只是它更大一些。

拇指肌肉
拇指非固有肌

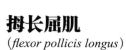

拇长屈肌
(*flexor pollicis longus*)

它起于桡骨，下行至前臂前部，通过腕横韧带，然后行至拇指骨的前部，止于远节指骨底。

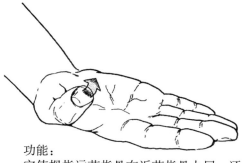

功能：
它使拇指远节指骨在近节指骨上屈，还可使近节指骨屈，并参与腕关节屈或者桡侧屈。

支配神经：骨间神经前支（第7～8颈神经）

拇长展肌
(*abductor pollicis longus*)

它起于桡骨与尺骨后面（以及前臂骨间膜后部），止于第1掌骨底（外侧）。

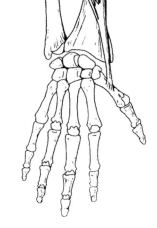

功能：
它向外前方牵拉拇指，参与腕关节屈、外展或者桡侧屈运动。

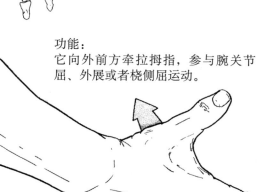

支配神经：桡神经（第7～8颈神经）

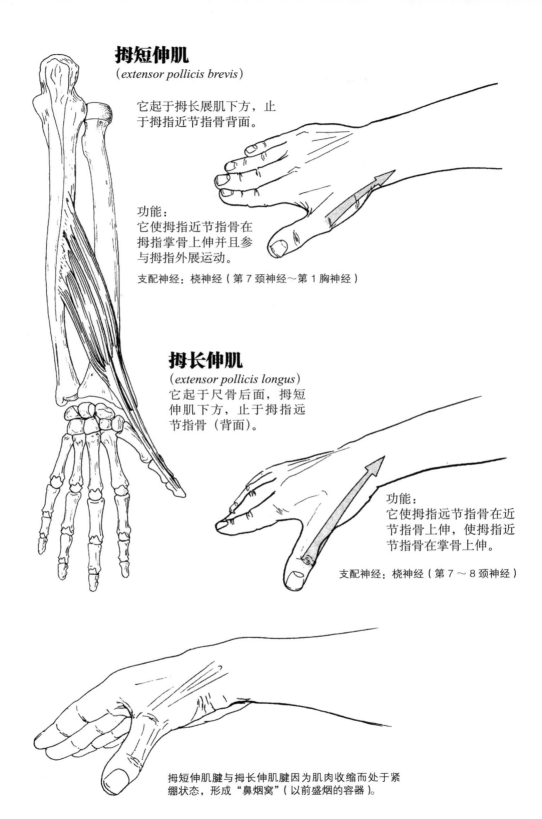

拇短伸肌

(*extensor pollicis brevis*)

它起于拇长展肌下方，止
于拇指近节指骨背面。

功能：
它使拇指近节指骨在
拇指掌骨上伸并且参
与拇指外展运动。

支配神经：桡神经（第7颈神经～第1胸神经）

拇长伸肌

(*extensor pollicis longus*)

它起于尺骨后面，拇短
伸肌下方，止于拇指远
节指骨（背面）。

功能：
它使拇指远节指骨在近
节指骨上伸，使拇指近
节指骨在掌骨上伸。

支配神经：桡神经（第7～8颈神经）

拇短伸肌腱与拇长伸肌腱因为肌肉收缩而处于紧
绷状态，形成"鼻烟窝"（以前盛烟的容器）。

187

拇指固有肌

拇收肌

(*adductor pollicis*)

它分为两束：

— 一束斜行，起于小多角骨与头状骨；

— 另一束横行，起于第2、3掌骨及其对应的掌指关节。

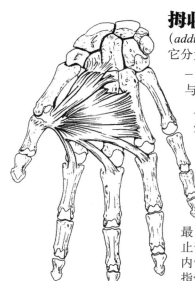

最后两束合为一束，止于拇指掌指关节的内侧籽骨与拇指近节指骨底。

功能：
它使第1掌骨靠近第2掌骨；
它加固拇指掌指关节接合处并且使近节指骨在掌骨上屈。

支配神经：尺神经（第8颈神经～第1胸神经）

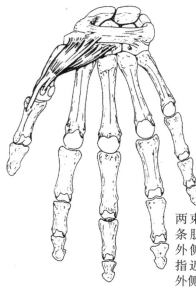

拇短屈肌

(*flexor pollicis brevis*)

它位于两个平面内：
— 深面内起于小多角骨与头状骨；
— 浅面内起于大多角骨与腕横韧带。

两束合并为一条肌腱，止于外侧籽骨与拇指近节指骨底外侧结节。

功能：
它向前内牵拉第一掌骨，使其旋内，还使拇指近节指骨屈。

支配神经：正中神经、尺神经（第8颈神经～第1胸神经）

188

拇对掌肌
（*opponens pollicis*）

这部分肌肉起于大多角骨（位于大多角骨嵴）、腕横韧带，止于第 1 掌骨前面（外侧部分）。

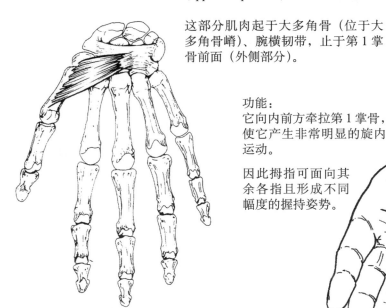

功能：
它向内前方牵拉第 1 掌骨，使它产生非常明显的旋内运动。

因此拇指可面向其余各指且形成不同幅度的握持姿势。

支配神经：正中神经（第 6 ～ 7 颈神经）

拇短展肌
（*abductor pollicis brevis*）

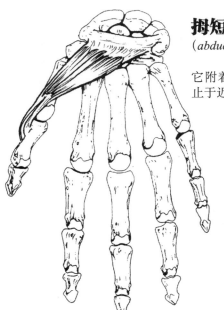

它附着于手舟骨与腕横韧带上，止于近节指骨底（结节处）。

功能：
它向前牵拉掌骨，并且使近节指骨在掌骨上屈。

支配神经：正中神经（第 8 颈神经～第 1 胸神经）

第六章　髋与膝

髋为下肢的近端关节，它连接了股骨与骨盆。

通常我们不能非常确切地将其定位，因为它处于许多肌群中，因此很难定位。

髋部肌肉的稳定性与力量是人体保持直立行走的必备条件。

很多人体技巧需要髋关节做较大幅度的运动。然而，这一部位往往是僵硬的，这就影响了髋以上部位（腰部）或以下部位（膝部、足部）的运动。

认识这个关节的目的在于使其在这种情况下独立工作。

膝为下肢中部的关节，具备很强的屈、伸能力，这使得它能大幅改变足与躯干之间的距离。

膝盖骨骼的稳定性是比较弱的，它主要由韧带与肌肉系统对其进行加固。

被限制于足（接触地面，穿鞋）与髋（承受身体重量）之间，在功能上，膝关节通常会受到这两个部位的影响。

本章讲述髋关节与膝关节，因为这两个部位附着的共同肌肉比较多。

髋关节与膝关节的形态学
可视与可触及的结构

前面观：

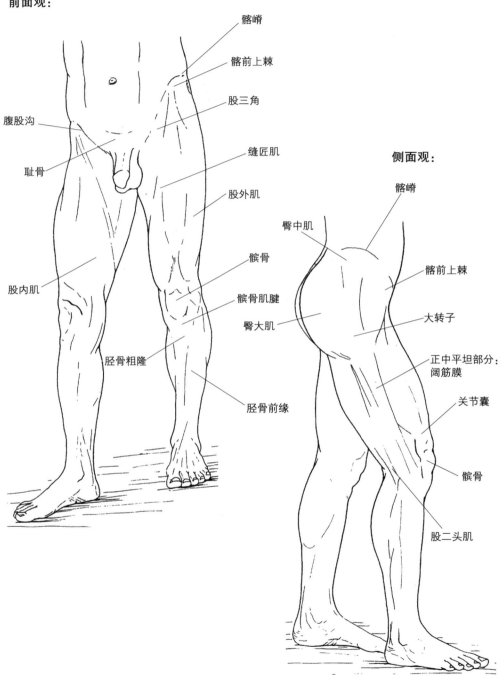

髂嵴

髂前上棘

股三角

腹股沟

缝匠肌

耻骨

股外肌

侧面观：

股内肌

髌骨

髂嵴

髌骨肌腱

臀中肌

臀大肌

髂前上棘

胫骨粗隆

大转子

胫骨前缘

正中平坦部分：
阔筋膜

关节囊

髌骨

股二头肌

背面观：

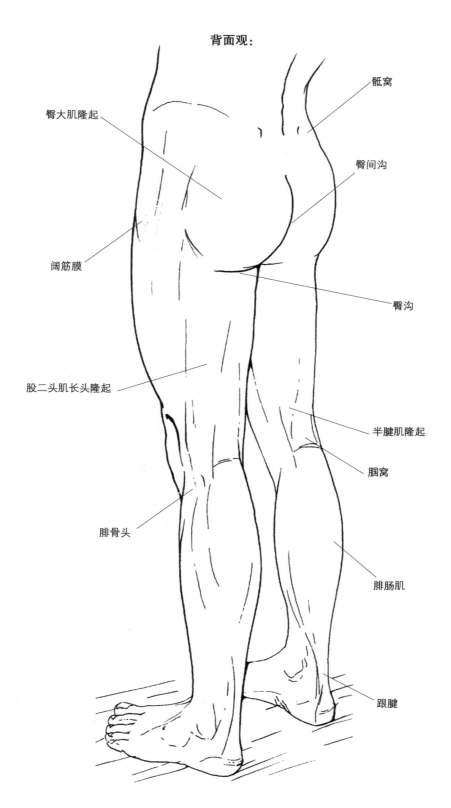

骶窝

臀大肌隆起

臀间沟

阔筋膜

臀沟

股二头肌长头隆起

半腱肌隆起

腘窝

腓骨头

腓肠肌

跟腱

193

由于其关节形态（见 201 ～ 202 页），髋关节能够朝多个方向运动。

为了简化学习，我们仅介绍三个基本面（见 8 ～ 10 页）内该关节的运动。

在观察图示中的运动时，我们假设髂骨是固定的，股骨相对髂骨移位。

－ 使大腿前面向躯干靠拢的运动为屈。

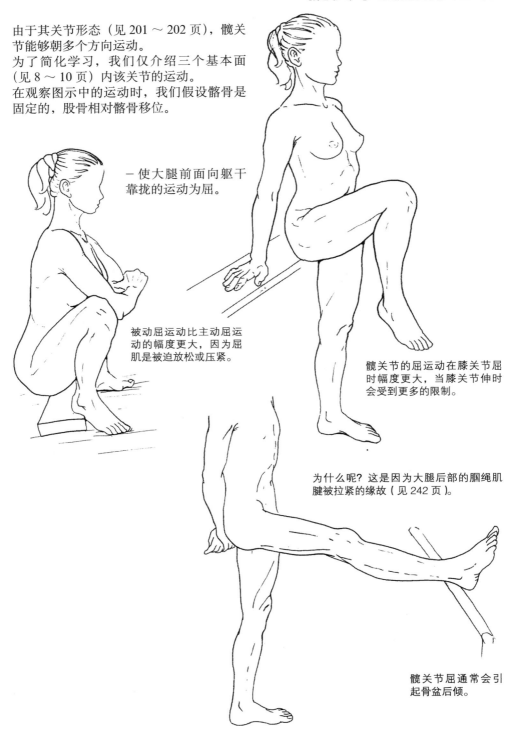

被动屈运动比主动屈运动的幅度更大，因为屈肌是被迫放松或压紧。

髋关节的屈运动在膝关节屈时幅度更大，当膝关节伸时会受到更多的限制。

为什么呢？这是因为大腿后部的腘绳肌腱被拉紧的缘故（见 242 页）。

髋关节屈通常会引起骨盆后倾。

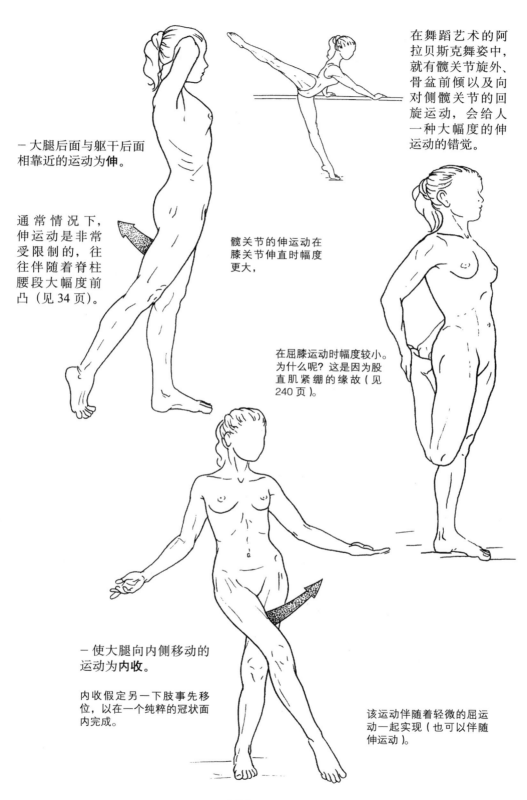

—大腿后面与躯干后面相靠近的运动为**伸**。

在舞蹈艺术的阿拉贝斯克舞姿中，就有髋关节旋外、骨盆前倾以及向对侧髋关节的回旋运动，会给人一种大幅度的伸运动的错觉。

通常情况下，伸运动是非常受限制的，往往伴随着脊柱腰段大幅度前凸（见34页）。

髋关节的伸运动在膝关节伸直时幅度更大，

在屈膝运动时幅度较小。为什么呢？这是因为股直肌紧绷的缘故（见240页）。

—使大腿向内侧移动的运动为**内收**。

内收假定另一下肢事先移位，以在一个纯粹的冠状面内完成。

该运动伴随着轻微的屈运动一起实现（也可以伴随伸运动）。

195

髋关节的整体运动（续）

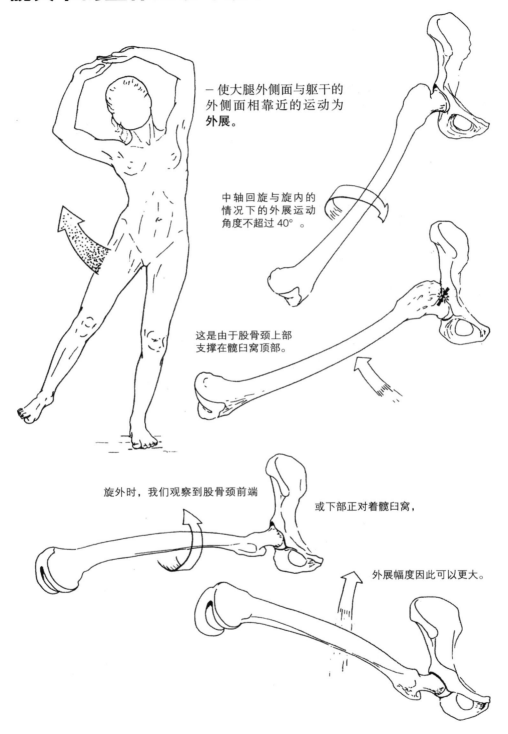

— 使大腿外侧面与躯干的外侧面相靠近的运动为**外展**。

中轴回旋与旋内的情况下的外展运动角度不超过 40°。

这是由于股骨颈上部支撑在髋臼窝顶部。

旋外时，我们观察到股骨颈前端

或下部正对着髋臼窝，

外展幅度因此可以更大。

- 我们也观察到髋关节的回旋运动使股骨绕其纵轴转动，其方式就像拧螺丝刀一样。

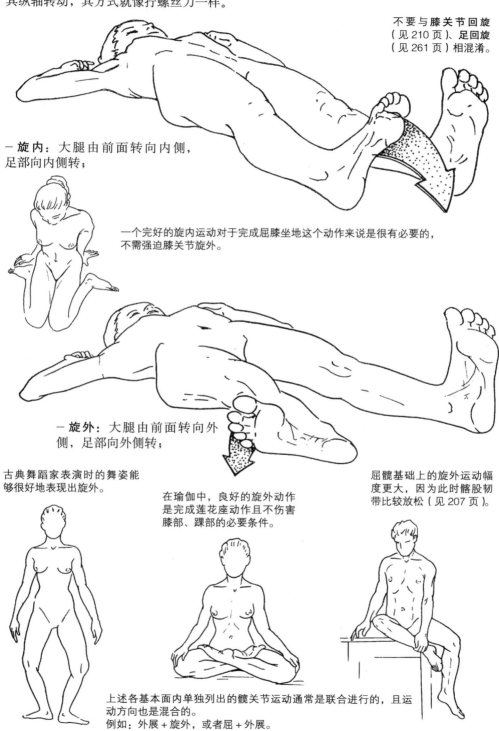

不要与**膝关节回旋**（见 210 页）、**足回旋**（见 261 页）相混淆。

- **旋内**：大腿由前面转向内侧，足部向内侧转；

一个完好的旋内运动对于完成屈膝坐地这个动作来说是很有必要的，不需强迫膝关节旋外。

- **旋外**：大腿由前面转向外侧，足部向外侧转；

古典舞蹈家表演时的舞姿能够很好地表现出旋外。

在瑜伽中，良好的旋外动作是完成莲花座动作且不伤害膝部、踝部的必要条件。

屈髋基础上的旋外运动幅度更大，因为此时髂股韧带比较放松（见 207 页）。

上述各基本面内单独列出的髋关节运动通常是联合进行的，且运动方向也是混合的。
例如：外展＋旋外，或者屈＋外展。

197

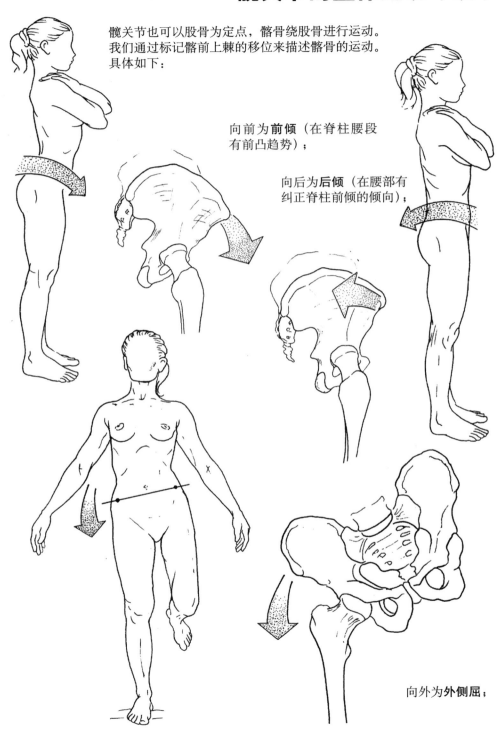

髋关节也可以股骨为定点，髂骨绕股骨进行运动。我们通过标记髂前上棘的移位来描述髂骨的运动。具体如下：

向前为**前倾**（在脊柱腰段有前凸趋势）；

向后为**后倾**（在腰部有纠正脊柱前倾的倾向）；

向外为**外侧屈**；

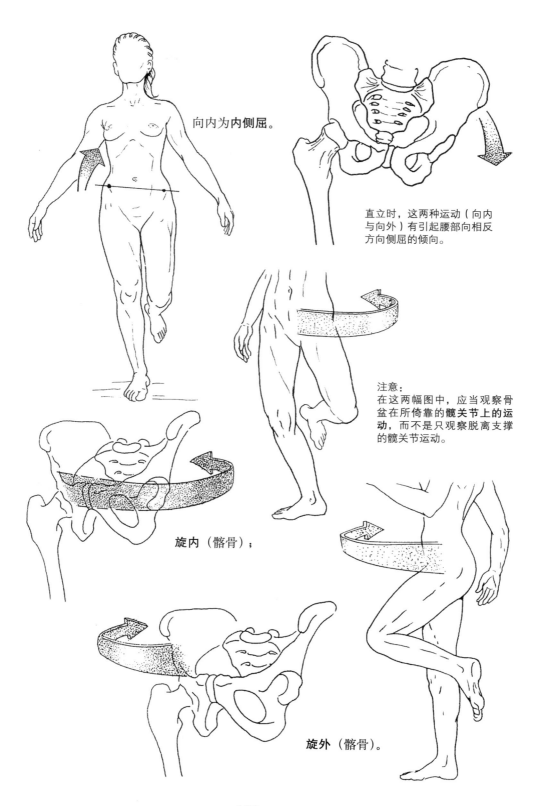

向内为内侧屈。

直立时，这两种运动（向内
与向外）有引起腰部向相反
方向侧屈的倾向。

注意：
在这两幅图中，应当观察骨
盆在所倚靠的**髋关节上的运
动**，而不是只观察脱离支撑
的髋关节运动。

旋内（髂骨）；

旋外（髂骨）。

股骨
(*os femoris*)

股骨为长骨，由三部分组成：两端一体。

它的上端由四部分组成：

－ 股骨头与股骨大 转子之间为**股骨颈** (*collum femoris*)；

－ 内部有**股骨头**， (*caput femoris*) 为 球形关节面；

大转子有五 个面： 前、外、后、 内、上，

许多髋部深层 肌肉附着在大 转子上。

－ 外部有一 个较大的粗 隆为**大转子** (*trochanter major*)；

－ 股骨颈的后下部有 一小结节为**小转子** (*trochanter minor*)。

股骨体比较粗大，其切面呈三角

形。它的后部有一 条纵行的骨嵴通过， 我们称之为**粗线** (*linea aspera*)。 粗线的上端、下端 各有分叉。这条骨 嵴上附着九块髋关 节肌肉。

从侧面观察股骨 体，它呈微向后 凹陷状。

股骨下端比较 粗大，为膝关 节的一部分 （见 212 页）。

股骨后面观

髋关节面
(articulatio coxae)

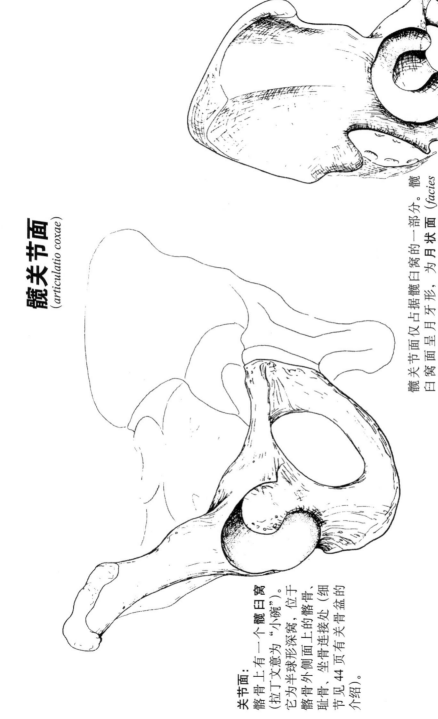

关节面：
髋骨上有一个髋臼窝（拉丁文意为"小碗"）。它为半球形深窝，位于髂骨外侧面上的髂骨、耻骨、坐骨连接处（细节见 44 页关青青盆的介绍）。

髋关节面仅占据髋臼窝的一部分。髋臼窝面呈月牙形，为**月状面** (*facies lunata*)。

髋臼窝的底部不是关节面，内部附着圆韧带。关节面止于髋臼窝的前下部（位于月牙"角"处）。

有时候月状面也会朝后凹陷。

髋关节面（续）

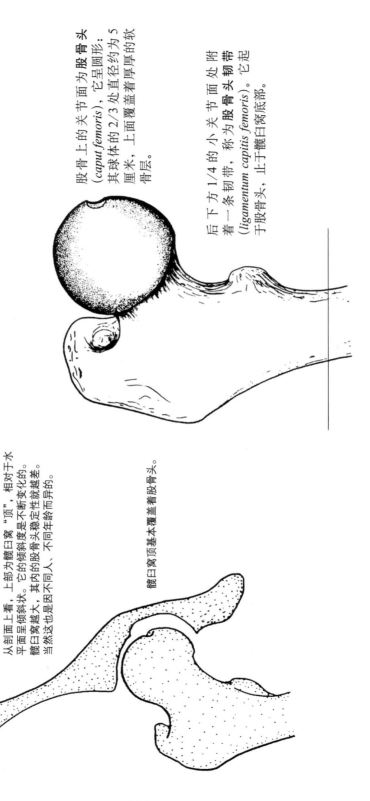

股骨上的关节面为**股骨头**（*caput femoris*），它呈圆形，其球体的 2/3 处直径约为 5 厘米，上面覆盖着厚厚的软骨层。

后下方 1/4 的小关节面处附着一条韧带，称为**股骨头韧带**（*ligamentum capitis femoris*）。它起于股骨头，止于髋臼窝底部。

髋臼窝面朝前外下方。

从剖面上看，上部为髋臼窝"顶"，相对于水平面呈倾斜状。它的倾斜度是不断变化的。其内的股骨头稳定性就越差。当然这也是因不同人、不同年龄而异的。

髋臼窝顶基本覆盖着股骨头。

202

股骨头外下方较细的部分称为**股骨颈**。

从前面看，股骨颈向内上方倾斜。

从上面看，股骨颈向内前方倾斜。

髋关节还包含一个纤维软骨环 (*labrum acetabulare*)，我们称之为**髋臼唇**。它的切面为三角形，附着在髋臼窝的边缘。

它固定股骨头，维持关节的稳定性。

股骨颈的倾斜方向因人不同，不同年龄而异。股骨颈的长度同样也因人而异（见 205 页）。

股骨头如何嵌入髋臼窝

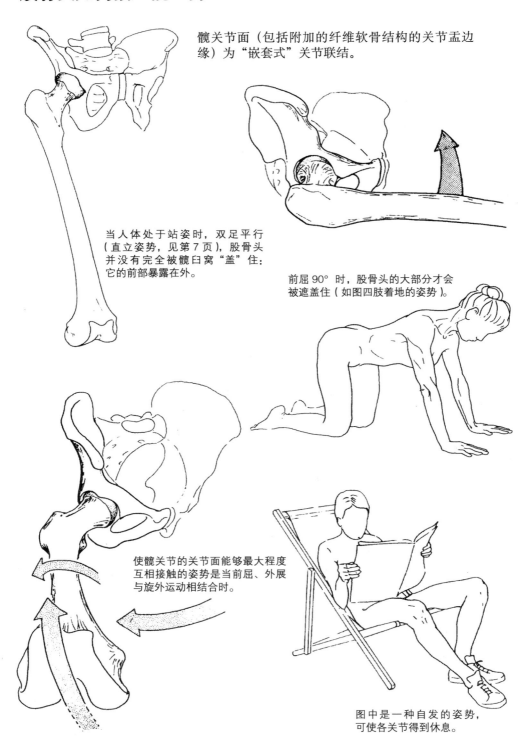

髋关节面（包括附加的纤维软骨结构的关节盂边缘）为"嵌套式"关节联结。

当人体处于站姿时，双足平行（直立姿势，见第7页），股骨头并没有完全被髋臼窝"盖"住：它的前部暴露在外。

前屈90°时，股骨头的大部分才会被遮盖住（如图四肢着地的姿势）。

使髋关节的关节面能够最大程度互相接触的姿势是当前屈、外展与旋外运动相结合时。

图中是一种自发的姿势，可使各关节得到休息。

髋关节的差异

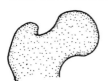

– 从正面看，股骨颈轴线与股骨体构成 135° 角，这个角为**颈干角**。

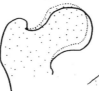

股骨颈倾斜度增大为**髋内翻**，

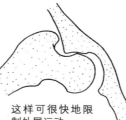

这样可很快地限制外展运动。

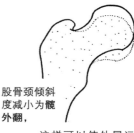

股骨颈倾斜度减小为**髋外翻**，

这样可以使外展运动幅度增大。

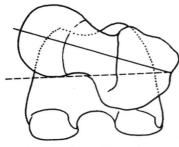

– 从上面观察，股骨颈向内前方倾斜，形成前角（介于 10°～30°）。

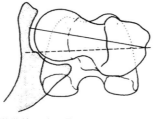

微微前倾的股骨颈使髋臼窝在直立的姿势下能很好地包裹住股骨头。

这样的骨质结构能够使股骨头在直立的姿势下较好地被覆盖，

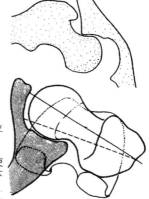

甚至在旋外时也是如此。

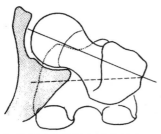

股骨颈过度前倾会影响到股骨头在髋臼窝的被覆盖程度，

股骨颈内曲同样也会影响到髋关节的运动幅度。

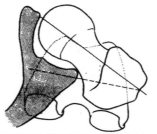

且使它在旋外时完全暴露在外，这样会限制旋外运动。

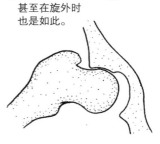

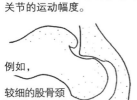

例如，

较细的股骨颈（通常股骨颈较长）…

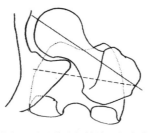

…能保证髋关节良好的外展与旋外。

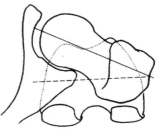

较粗的股骨颈（通常股骨颈较短）会使股骨头很容易与髋臼窝边缘发生碰撞，进而使运动受到限制。

从髋关节结构我们可以发现增大或者限制运动幅度的因素，这对那些对髋关节运动幅度要求很高的行为来说很重要。

事实上，骨质结构导致运动受限的人在完成动作时，有强制上部关节（脊柱腰段）或下部关节（膝关节）协同运动的倾向。

髋关节囊与韧带

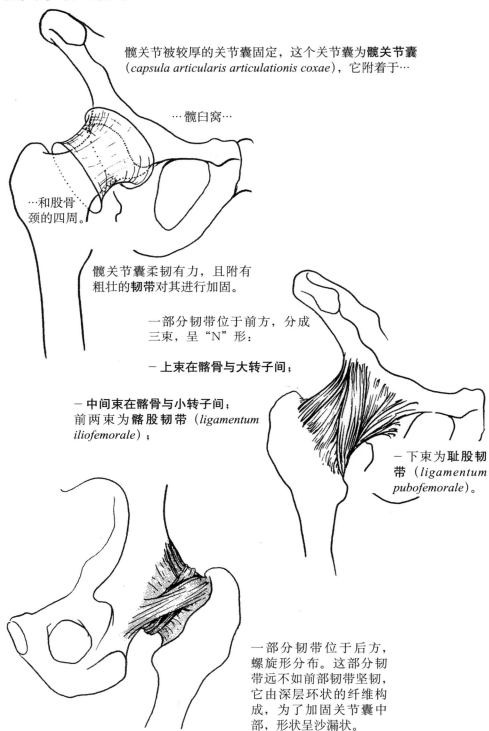

髋关节被较厚的关节囊固定，这个关节囊为**髋关节囊**（*capsula articularis articulationis coxae*），它附着于…

…髋臼窝…

…和股骨颈的四周。

髋关节囊柔韧有力，且附有粗壮的**韧带**对其进行加固。

一部分韧带位于前方，分成三束，呈"N"形：

－**上束在髂骨与大转子间；**

－**中间束在髂骨与小转子间；**
前两束为**髂股韧带**（*ligamentum iliofemorale*）；

－下束为**耻股韧带**（*ligamentum pubofemorale*）。

一部分韧带位于后方，螺旋形分布。这部分韧带远不如前部韧带坚韧，它由深层环状的纤维构成，为了加固关节囊中部，形状呈沙漏状。

髋关节运动使前方的韧带收缩程度不同

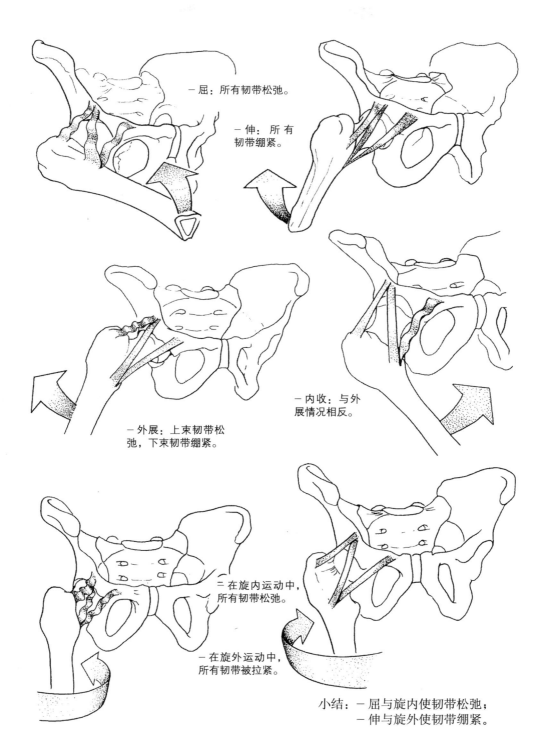

－屈：所有韧带松弛。

－伸：所有韧带绷紧。

－外展：上束韧带松弛，下束韧带绷紧。

－内收：与外展情况相反。

＝在旋内运动中，所有韧带松弛。

－在旋外运动中，所有韧带被拉紧。

小结：－屈与旋内使韧带松弛；
－伸与旋外使韧带绷紧。

207

膝关节的整体运动

膝关节的运动主要发生在矢状面内：

人体直立时，小腿后面与大腿后面相靠拢的运动为屈。

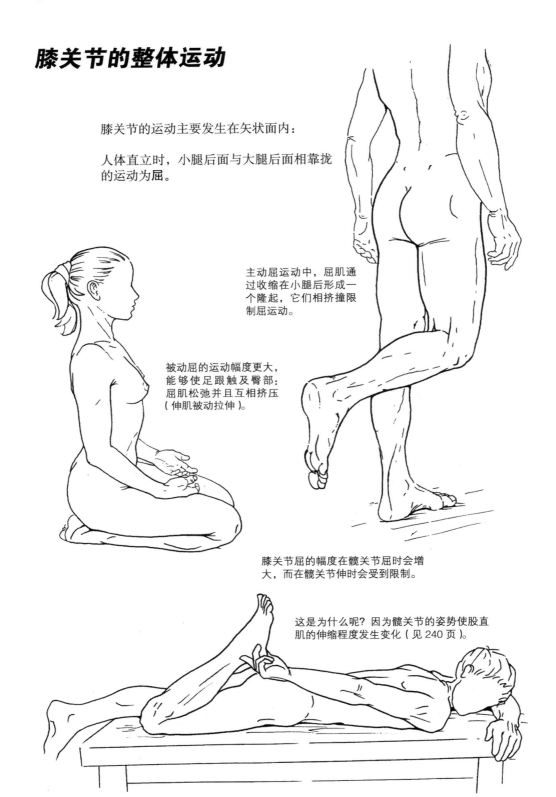

主动屈运动中，屈肌通过收缩在小腿后形成一个隆起，它们相挤撞限制屈运动。

被动屈的运动幅度更大，能够使足跟触及臀部：屈肌松弛并且互相挤压（伸肌被动拉伸）。

膝关节屈的幅度在髋关节屈时会增大，而在髋关节伸时会受到限制。

这是为什么呢？因为髋关节的姿势使股直肌的伸缩程度发生变化（见240页）。

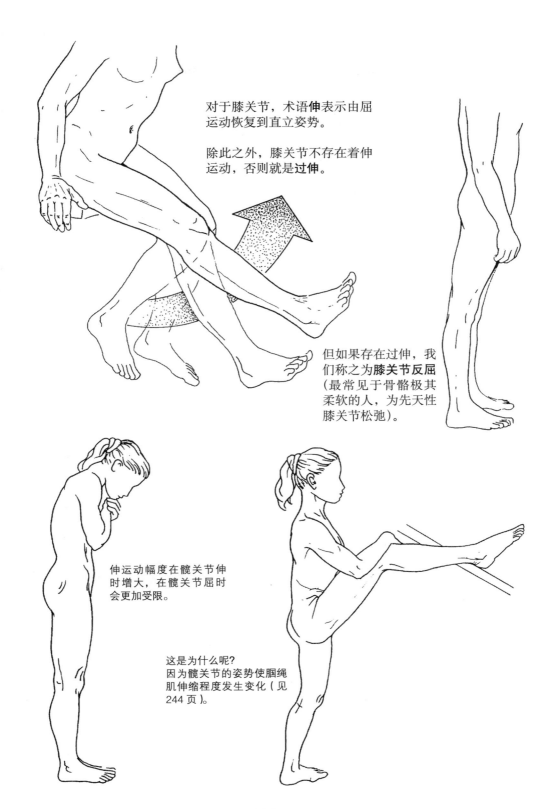

对于膝关节，术语**伸**表示由屈运动恢复到直立姿势。

除此之外，膝关节不存在着伸运动，否则就是**过伸**。

但如果存在过伸，我们称之为**膝关节反屈**（最常见于骨骼极其柔软的人，为先天性膝关节松弛）。

伸运动幅度在髋关节伸时增大，在髋关节屈时会更加受限。

这是为什么呢？
因为髋关节的姿势使腘绳肌伸缩程度发生变化（见244页）。

209

膝关节的整体运动（续）

膝关节处可进行回旋运动。
为了便于讲解，我们假定胫骨运动，观察膝关节的弯曲情况。

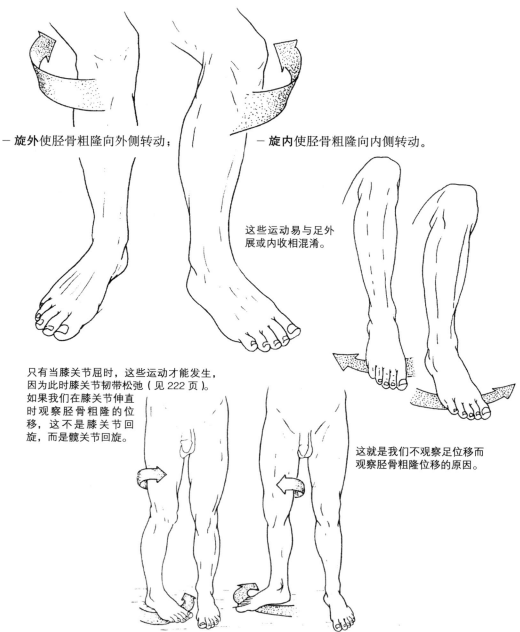

—**旋外**使胫骨粗隆向外侧转动；

—**旋内**使胫骨粗隆向内侧转动。

这些运动易与足外展或内收相混淆。

只有当膝关节屈时，这些运动才能发生，因为此时膝关节韧带松弛（见 222 页）。如果我们在膝关节伸直时观察胫骨粗隆的位移，这不是膝关节回旋，而是髋关节回旋。

这就是我们不观察足位移而观察胫骨粗隆位移的原因。

回旋运动是随着膝关节屈伸运动而自行发生的。回旋的运动幅度微小且有两骨在起作用（不仅是上文观察到的股骨下部的胫骨运动）。
产生回旋运动的主要因素为关节面的形态（见 223 页）。

股骨与胫骨

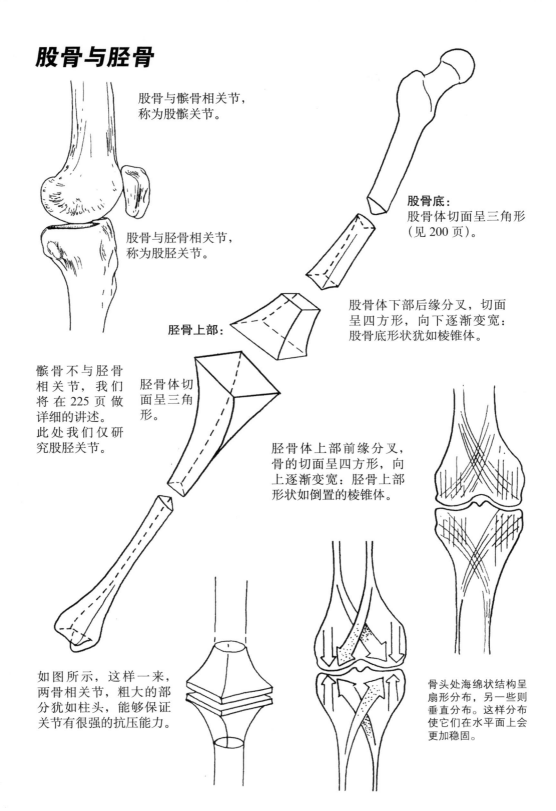

股骨与髌骨相关节，称为股髌关节。

股骨与胫骨相关节，称为股胫关节。

股骨底：
股骨体切面呈三角形（见 200 页）。

股骨体下部后缘分叉，切面呈四方形，向下逐渐变宽：股骨底形状犹如棱锥体。

胫骨上部：

髌骨不与胫骨相关节，我们将在 225 页做详细的讲述。此处我们仅研究股胫关节。

胫骨体切面呈三角形。

胫骨体上部前缘分叉，骨的切面呈四方形，向上逐渐变宽：胫骨上部形状如倒置的棱锥体。

如图所示，这样一来，两骨相关节，粗大的部分犹如柱头，能够保证关节有很强的抗压能力。

骨头处海绵状结构呈扇形分布，另一些则垂直分布。这样分布使它们在水平面上会更加稳固。

211

膝关节

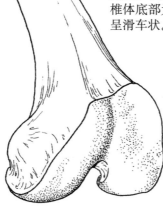

股骨关节面：

（前面、下面及外侧观）
椎体底部为一个圆形关节面，
呈滑车状。

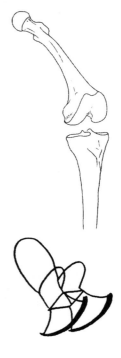

每个髁后上方有
一个骨质结节。

其前部称为**髌面**
（*facies patellaris*），
它与髌骨相关节。
下后方，滑车分成
两部分，其关节面
与摇椅支架相似。
我们称这些关节
面为**股骨髁**，其
内侧髁（*condylus
medialis*）和**外侧髁**
（*condylus lateralis*）
连接胫骨髁。

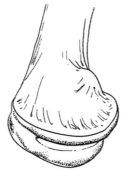

从侧面看，每个髁均呈
蜗牛壳状。它的曲线半
径由前向后减小，也就
是说位于前部的髁更加
扁平（该部位主要是确
保关节平衡以及支撑大
的关节面）。

它的后部的弯曲度更大（这样
使屈运动能更好地进行）。

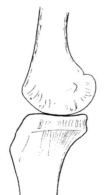

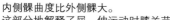

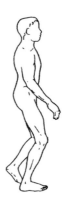

在膝关节微屈并保
持不动的状态下站
立，此时关节的支
撑面较小，这些支
撑面上软骨组织处
于超负荷状态。

内侧髁曲度比外侧髁大。
这部分地解释了屈、伸运动时膝关节的自动回旋运动（见 223 页）。

胫骨关节面：

胫骨的上部（棱锥体底部）为**胫骨平台**。

从图中我们能看到两个椭圆形的关节面，呈空心凹陷状，它们为**胫骨髁**。

（从外前方及上方观察）

－**胫骨外侧髁**（*condylus lateralis*）
－**胫骨内侧髁**（*condylus medialis*）
以上两者均被软骨覆盖且与股骨髁相关节。

在胫骨平台的中心部位，骨髁的边缘变高，形成**髁间隆起**（*eminencia intercondylaris*）。

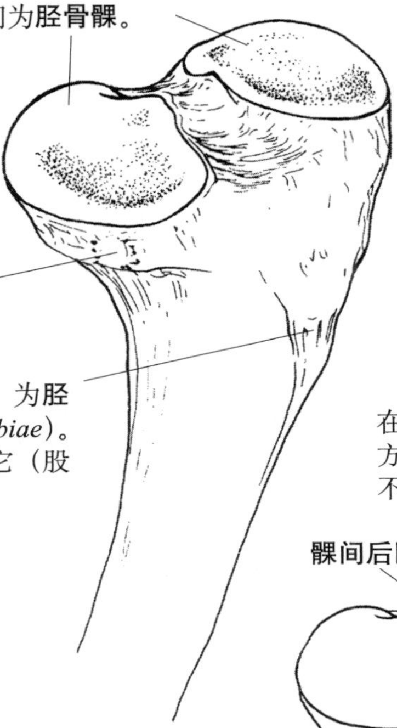

在胫骨平台的外侧面，有**胫骨结节**（阔筋膜的附着点）；

它的前部有一个突起，为**胫骨粗隆**（*tuberositas tibiae*）。我们屈膝坐时能触及它（股四头肌附着点）。

在髁间隆起的前方与后方有两个凹面，但它们不是关节面：

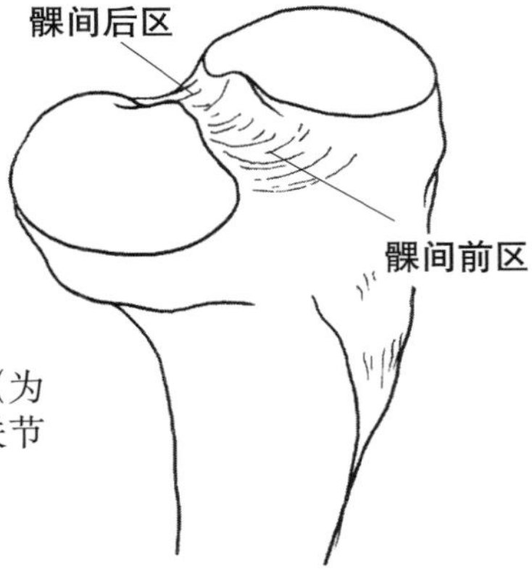

髁间后区

髁间前区

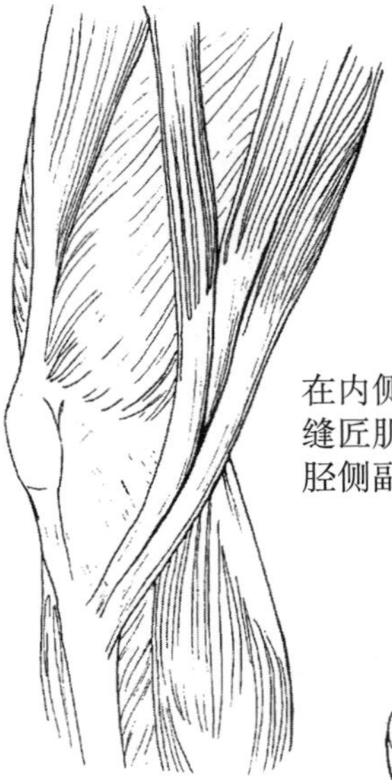

在内侧面，有一区域为**鹅掌区**（为缝匠肌、半腱肌、股直肌及膝关节胫侧副韧带的附着点）。

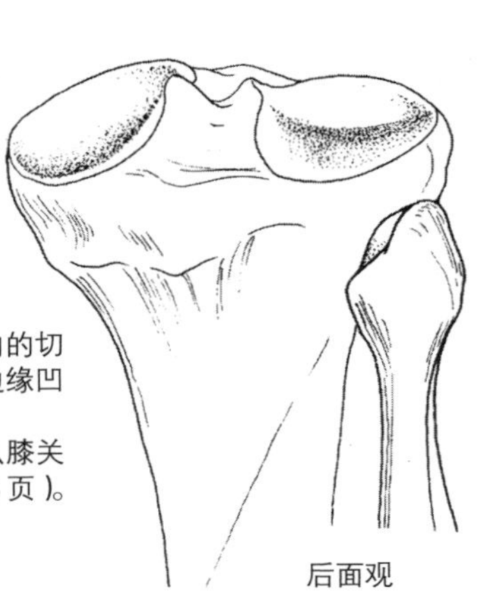

股胫关节形似双轮，关节面连接如双轮与空心双轨相结合。

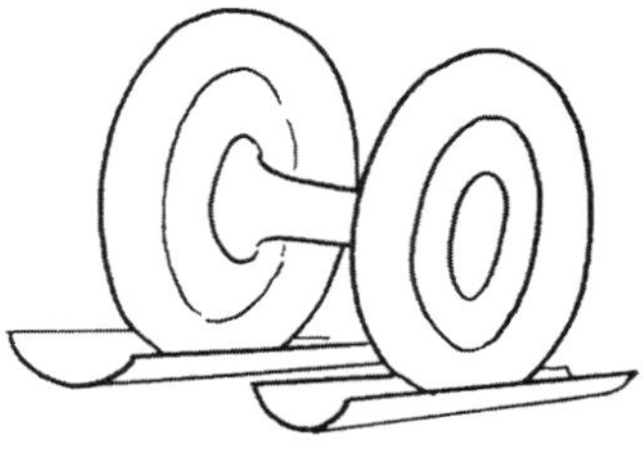

胫骨关节面在前后方向的切面上呈凹陷状，内侧边缘凹陷，外侧边缘凸出。
这部分地解释了为什么膝关节能自动回旋（见223页）。

后面观

213

髁在膝关节运动中如何移动

膝关节的屈、伸与两种机制有关联：
－ 滚动；
－ 滑动。

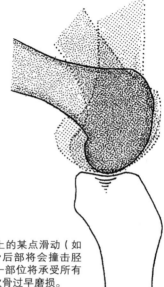

我们看到若髁只在关节面上
滚动，股骨则会迅速下落。

如果髁只在关节面上的某点滑动（如
同车轮打滑），股骨后部将会撞击胫
骨，且关节面的同一部位将承受所有
的摩擦，这会导致软骨过早磨损。

膝关节在矢状面内的运动如下：

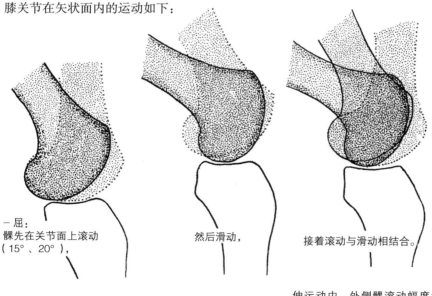

－屈：
髁先在关节面上滚动
（15°、20°），

然后滑动，

接着滚动与滑动相结合。

－伸：运动
顺序正好相
反，先滑动
后滚动。

伸运动中，外侧髁滚动幅度大于内侧髁，
所以会引起膝关节自动回旋（见 223 页）。

下肢直立时可区分的三条轴线

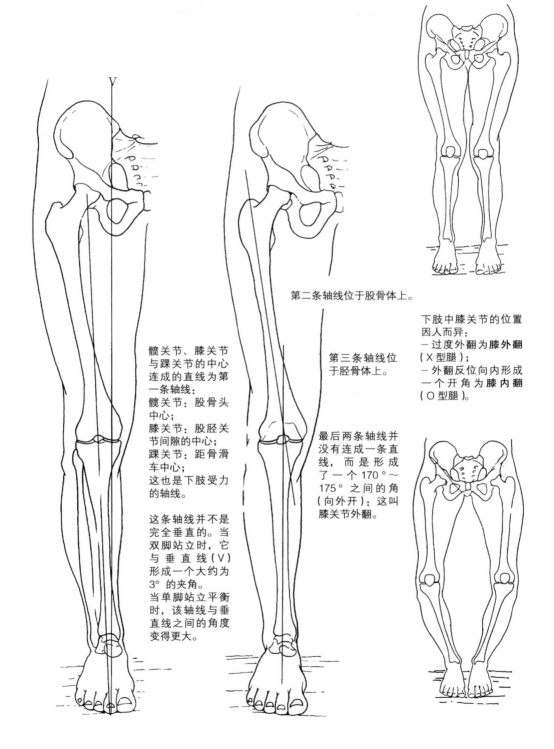

髋关节、膝关节与踝关节的中心连成的直线为第一条轴线：

髋关节：股骨头中心；

膝关节：股胫关节间隙的中心；

踝关节：距骨滑车中心；

这也是下肢受力的轴线。

这条轴线并不是完全垂直的。当双脚站立时，它与垂直线（V）形成一个大约为3°的夹角。

当单脚站立平衡时，该轴线与垂直线之间的角度变得更大。

第二条轴线位于股骨体上。

第三条轴线位于胫骨体上。

最后两条轴线并没有连成一条直线，而是形成了一个170°～175°之间的角（向外开）：这叫膝关节外翻。

下肢中膝关节的位置因人而异：
－过度外翻为**膝外翻**（X型腿）；
－外翻反位向内形成一个开角为**膝内翻**（O型腿）。

半月板

膝关节的半月板为关节面上的
两块纤维软骨薄片，呈月牙
形，其横断面呈三角形，如橘
子的四分之一形状。

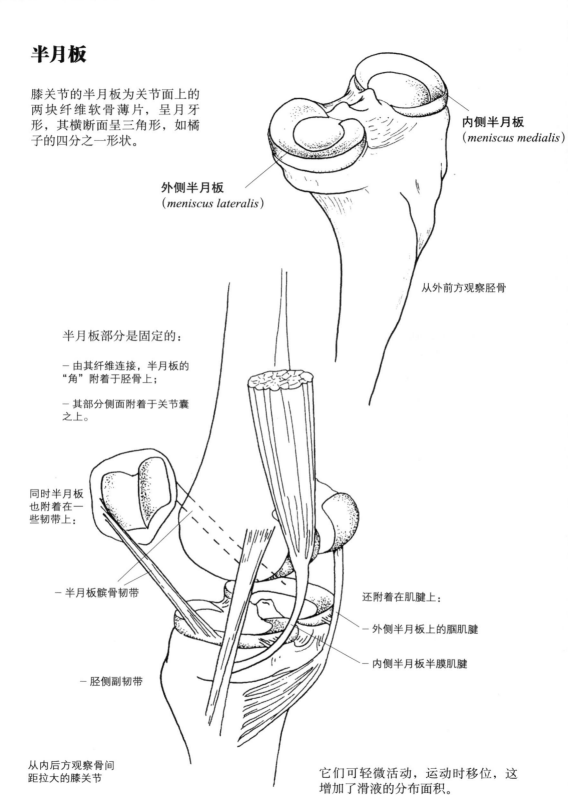

内侧半月板
(*meniscus medialis*)

外侧半月板
(*meniscus lateralis*)

从外前方观察胫骨

半月板部分是固定的：

－由其纤维连接，半月板的
"角"附着于胫骨上；

－其部分侧面附着于关节囊
之上。

同时半月板
也附着在一
些韧带上：

－半月板髌骨韧带

还附着在肌腱上：

－外侧半月板上的腘肌腱

－内侧半月板半膜肌腱

－胫侧副韧带

从内后方观察骨间
距拉大的膝关节

它们可轻微活动，运动时移位，这
增加了滑液的分布面积。

216

半月板的几项功能

— 在半月板的移位过程中，滑液的分布面积增加了：

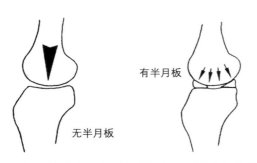

有半月板

无半月板

— 半月板增大了骨的接触面，更好地在移位中分散骨所承受的压力。

— 它增加了关节面的凹陷程度，使其如同垫板一样具有最佳的固定能力。

膝关节运动中半月板如何移位

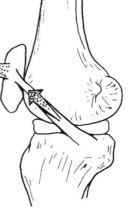

伸：
半月板前移。

主要原因：
— 被髁推向前部；

— 被半月板髌骨韧带牵拉移位——韧带由前移的髌骨向前牵拉。

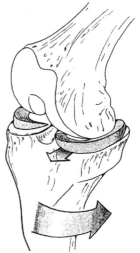

回旋：
与回旋方向同侧的半月板前移。

在髁的推动及半月板髌骨韧带牵制下移位。

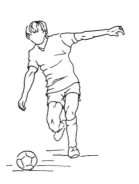

屈：
半月板向后移。

主要原因：
— 被髁向后推；
— 被半膜肌与腘肌的肌腱及膝关节屈肌牵拉；
— 内侧半月板被胫侧副韧带牵拉。

半月板的这些运动是非常有必要的。然而，这些运动有时不能发生（尤其是在一些快速而剧烈的伸运动中：比如踢足球）。半月板（尤其是活动幅度较小的内侧半月板）会被固定或挤压于髁与关节面之间，这种情况我们称之为**半月板病变**。

膝关节囊

膝关节被一个较厚关节囊所加固，一小部分关节囊附着于关节面之外。

它包有滑膜，"镶入"髌骨中。

膝关节的三块骨股骨、胫骨、髌骨位于同一关节腔，内有滑液流动。

膝关节内后方与关节囊前部观

膝关节囊的前部非常松弛（包括髌骨侧面），这样便于做大幅度的屈运动。

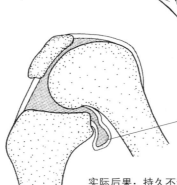

这就是为什么在做伸运动时，髌骨上方的陷凹处会形成一些皱褶，其两侧也会有少量的皱褶。

实际后果：持久不动的情况下，如果这些皱褶彼此粘连，膝关节屈运动会受到限制。

从骨骼结构来看，膝关节并不是嵌套得非常完好的关节。

韧带对维持其稳固起着至关重要的作用。

关节前部有两种韧带：连接髌骨与半月板及连接髌骨与髁的小韧带（见 224 页），

股四头肌腱交叉行于髌骨上，之后形成**髌韧带**（*ligamentum patellae*）（见 224 页关于髌骨的介绍）。

膝关节内后方与关节囊后部观

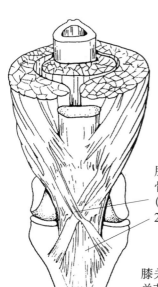

膝关节前面观

膝关节的后部，为适应髁的形状，关节囊呈帷幕褶皱状且逐渐变厚，形成**髁状壳**。

它们被看作后部的韧带平面，强壮有力，可防止膝关节过伸，以及保证站立状态下关节后部的稳固性。

218

膝关节同时还受另外两条韧带的限制。

交叉韧带

主要作用：
使关节上、下两骨避免前后滑动，即"抽屉"运动。

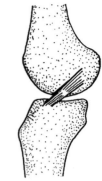

之所以被称为交叉韧带是因为它们互相交叉于膝关节的中心位置（不过交叉韧带在关节囊之外）。

前交叉韧带（*ligamentum cruciatum anterius*）下部附着于胫骨髁间隆起前区，上部附着于股骨外侧髁。

后交叉韧带（*ligamentum cruciatum posterius*）下部附着于胫骨髁间隆起后区，上部附着于股骨内侧髁。

前交叉韧带防止胫骨向前滑动（前抽屉）。

后交叉韧带防止胫骨向后滑动（后抽屉）。

这种制动本可以由膝关节的前、后韧带完成。但这样的话，屈运动将不可能发生。

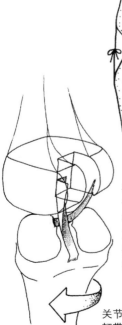

事实上，不管膝关节处于什么姿势中，交叉韧带总是处于紧绷状态。正常情况下，在做屈、伸运动时，不存在任何抽屉运动。

关节旋外时，交叉韧带稍微松弛。

关节旋内时，我们观察到韧带相互扭转着移位，由此可知它们是处于拉紧的状态。

219

在侧面，关节囊由侧面的韧带加固

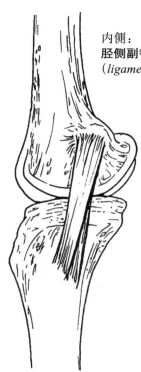

内侧：
胫侧副韧带
(*ligamentum collaterale tibiale*)

它上部附着于股骨内侧髁侧面的结节上，

下部附着于鹅掌区的后部（胫骨内侧面，见 213 页），向前下方斜行。

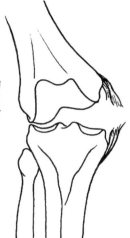

主要作用：
从侧面固定膝关节并且防止它内侧"开口"。

如果发生上述现象，则为**外倾**（胫骨会向外侧移位）。这属于异常情况，为胫侧副韧带病变的表现。

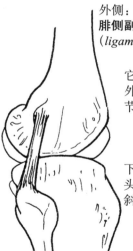

外侧：
腓侧副韧带
(*ligamentum collaterale fibulare*)

它上部附着于股骨外侧髁外侧面的结节上，

下部附着于腓骨小头顶端，向后下方斜行。

主要作用：
从侧面固定膝关节，阻止其外侧"开口"。

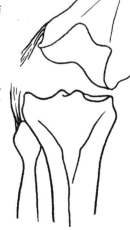

如果发生上述现象，则为**内倾**（胫骨会内移）。它同样属于异常情况，为腓侧副韧带病变的表现。

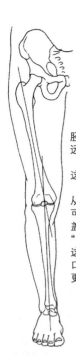

胫侧副韧带很厚，其厚度远远大于腓侧副韧带。

这是为什么呢？

从 215 页的介绍中我们可以看到，下肢轴线在膝盖上方形成角度为 3° 的"外翻"。
这使得膝关节有内侧"开口"的倾向，所以它需要更强壮的韧带来固定。

膝关节伸时，侧面的韧带被拉紧（见 220 页），

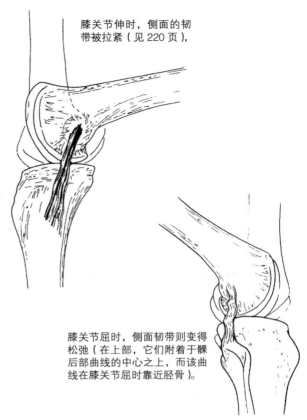

膝关节屈时，侧面韧带则变得松弛（在上部，它们附着于髁后部曲线的中心之上，而该曲线在膝关节屈时靠近胫骨）。

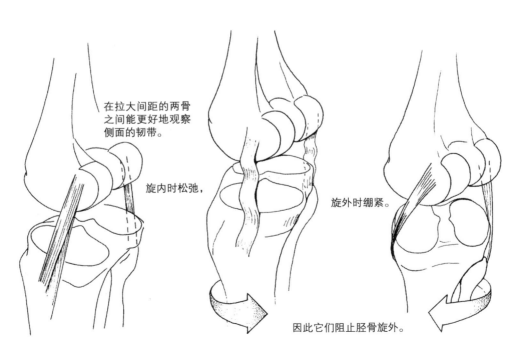

在拉大间距的两骨之间能更好地观察侧面的韧带。

旋内时松弛，

旋外时绷紧。

因此它们阻止胫骨旋外。

膝关节的韧带或肌肉的固定作用

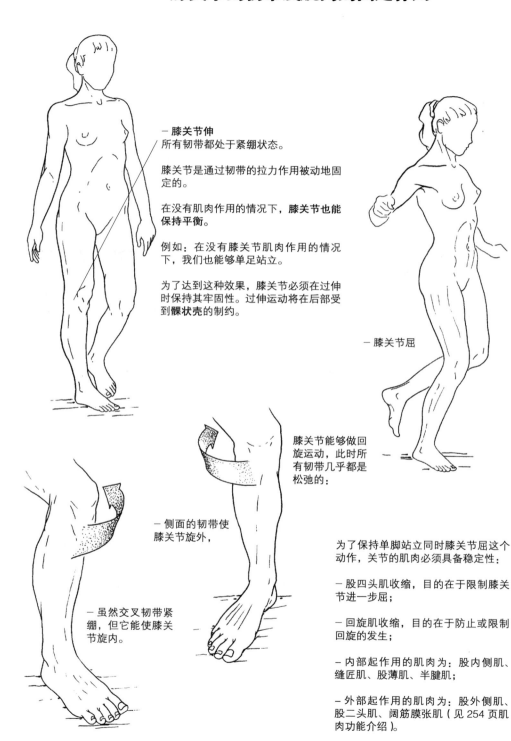

－膝关节伸
所有韧带都处于紧绷状态。

膝关节是通过韧带的拉力作用被动地固定的。

在没有肌肉作用的情况下，**膝关节也能保持平衡**。

例如：在没有膝关节肌肉作用的情况下，我们也能够单足站立。

为了达到这种效果，膝关节必须在过伸时保持其牢固性。过伸运动将在后部受到**髁状壳**的制约。

－膝关节屈

膝关节能够做回旋运动，此时所有韧带几乎都是松弛的：

－侧面的韧带使膝关节旋外，

－虽然交叉韧带紧绷，但它能使膝关节旋内。

为了保持单脚站立同时膝关节屈这个动作，关节的肌肉必须具备稳定性：

－股四头肌收缩，目的在于限制膝关节进一步屈；

－回旋肌收缩，目的在于防止或限制回旋的发生；

－内部起作用的肌肉为：股内侧肌、缝匠肌、股薄肌、半腱肌；

－外部起作用的肌肉为：股外侧肌、股二头肌、阔筋膜张肌（见 254 页肌肉功能介绍）。

222

膝关节自动回旋

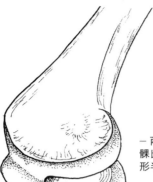

在膝关节的屈、伸运动中，股骨与胫骨之间会产生轻微的回旋，这种回旋运动是自动产生的。

原因有多种：

— 首先，它由髁与关节面的骨质形态决定：

— 两髁的形态略有区别：内侧髁比外侧髁弯曲度更大（它弧形半径较小）。

为了便于理解，我们用如下图示说明：两髁就像是在一个锥形体上，而股骨体则像是其前部的矩形板条装饰：

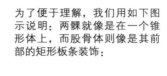

— 当膝关节伸时，股骨体朝向前方；

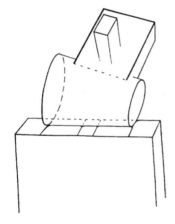

— 当膝关节屈时，我们发现它与锥形体连成一体，一起朝向外侧；

— 两关节面在横向上是不对称的，它们在前后方向的切面上呈凹陷状：

内侧边缘凹陷，  外侧边缘轻微凸起。

内侧关节面几乎不能引起髁的滚动，
外侧关节面使滚动的幅度更大。

当膝关节屈时，
外侧髁向后滚动幅度大于内侧髁滚动的幅度，这增强了我们已经在前面提到的效果：股骨明显朝外。

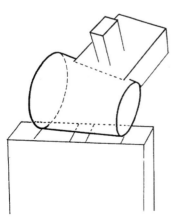

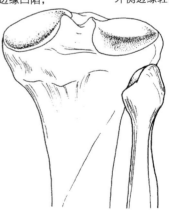

— 其次，导致膝关节自动回旋的另一个因素是韧带的作用：胫侧副韧带较腓侧副韧带更强劲有力（见 220 页）。因此内侧髁比外侧髁得到更好的固定。

223

髌骨
(*patella*)

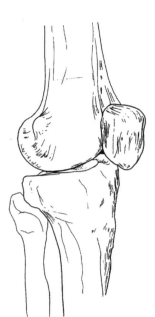

髌骨体形很小（短），它位于股骨底的前方并镶嵌在股四头肌腱内。

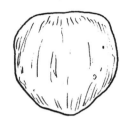

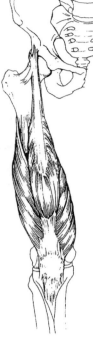

它的前部位于皮肤下面，能直接触及。

它的后部是与股骨滑车相切合的关节面：

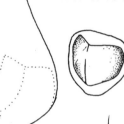

我们能看见两个凹陷面被一个凸起的骨嵴隔开。这样它便与被一条沟分隔开的滑车的两个面相切合。

髌骨与膝关节相联结
同时也能自动移位

髌骨：
－通过韧带与髁联结，这条韧带为髌支持带（*retinaculum patellae*）；

－通过半月板髌骨韧带与半月板相联结。

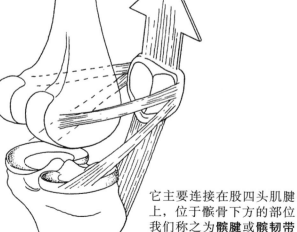

它主要连接在股四头肌腱上，位于髌骨下方的部位我们称之为**髌腱**或**髌韧带**（*ligamentum patellae*）。

髌骨的功能

髌骨的主要作用就是保护股四头肌腱。
事实上，当膝关节运动时，这条肌腱滑动至滑车的凹沟
内，就像滑轮内的绳索一样。

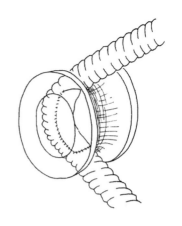

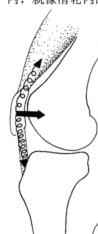

这样会产生强大的应力：

－压应力（股四头肌使髌骨紧
贴着滑车）；

压应力随着膝关节屈的程度增加
而增加。例如，下蹲时，压应力
能达到 400 公斤。如果负重的
话，压应力会更大。

－拉应力；
与压应力牵拉的方向正好相反。

－摩擦应力；
摩擦应力总是在同一区域内产生。

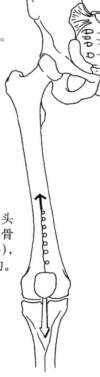

髌骨的侧面不牢固：

事实上，它连接于股四头
肌腱上，牵拉发生在股骨
体轴上（向外上方倾斜），
而滑车凹沟方向是垂直的。

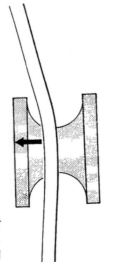

这就好比绳索在滑
轮内方向发生偏移，
因而它有将髌骨向
外驱赶的倾向。

髌骨（续）

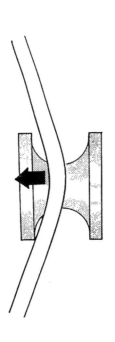

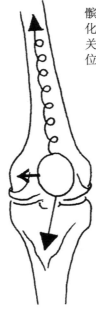

髌骨侧面的不牢固性在主动伸或微屈时会最大化，这是因为滑车仅轻微"固定"了髌骨（当膝关节大幅度屈时，髌骨稳定性改善，因为此时它位于髁之间）。

胫骨做旋外运动时，髌骨的不牢固性更凸显，因为此时髌腱也向外倾斜。

在侧面，髌骨主要通过两个结构对其进行加固：

－滑车的外侧面较内侧面更加发达，也更为凸出；

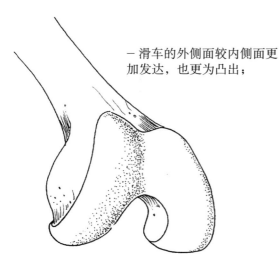

－股内侧肌将其向内拉。

我们看到：股髌关节处于强应力的作用下，尤其是其外侧面。这解释了股髌关节病频发的原因。股髌关节病会影响髌骨的良好滑动及膝关节主动伸运动。

附着于多块骨骼上的膝部肌肉与髋部肌肉

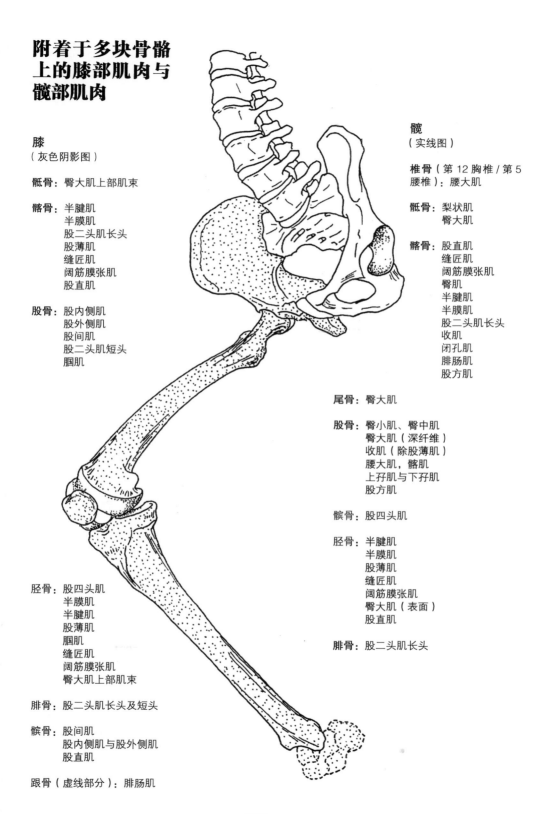

膝
（灰色阴影图）

骶骨：臀大肌上部肌束

髂骨：半腱肌
　　　　半膜肌
　　　　股二头肌长头
　　　　股薄肌
　　　　缝匠肌
　　　　阔筋膜张肌
　　　　股直肌

股骨：股内侧肌
　　　　股外侧肌
　　　　股间肌
　　　　股二头肌短头
　　　　腘肌

胫骨：股四头肌
　　　　半膜肌
　　　　半腱肌
　　　　股薄肌
　　　　腘肌
　　　　缝匠肌
　　　　阔筋膜张肌
　　　　臀大肌上部肌束

腓骨：股二头肌长头及短头

髌骨：股间肌
　　　　股内侧肌与股外侧肌
　　　　股直肌

跟骨（虚线部分）：腓肠肌

髋
（实线图）

椎骨（第12胸椎/第5腰椎）：腰大肌

骶骨：梨状肌
　　　　臀大肌

髂骨：股直肌
　　　　缝匠肌
　　　　阔筋膜张肌
　　　　臀肌
　　　　半腱肌
　　　　半膜肌
　　　　股二头肌长头
　　　　收肌
　　　　闭孔肌
　　　　腓肠肌
　　　　股方肌

尾骨：臀大肌

股骨：臀小肌、臀中肌
　　　　臀大肌（深纤维）
　　　　收肌（除股薄肌）
　　　　腰大肌，髂肌
　　　　上孖肌与下孖肌
　　　　股方肌

髌骨：股四头肌

胫骨：半腱肌
　　　　半膜肌
　　　　股薄肌
　　　　缝匠肌
　　　　阔筋膜张肌
　　　　臀大肌（表面）
　　　　股直肌

腓骨：股二头肌长头

227

髋关节深层肌肉

骨盆–大转子

髋关节的六块深层肌肉形成一个肌群，名为
骨盆–大转子，它们止于股骨大转子。

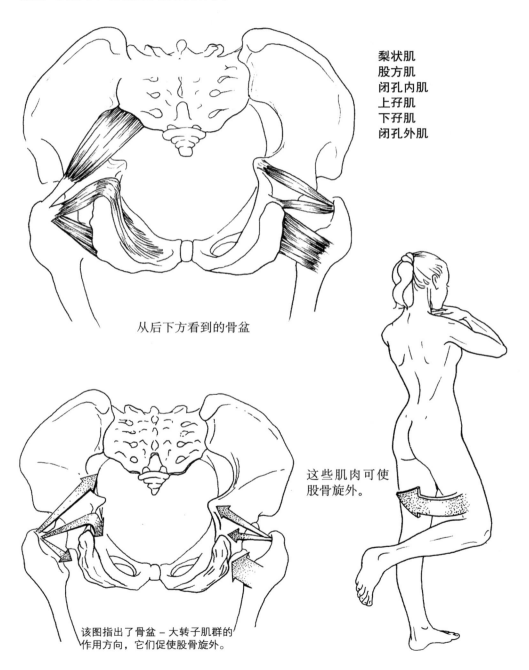

梨状肌
股方肌
闭孔内肌
上孖肌
下孖肌
闭孔外肌

从后下方看到的骨盆

这些肌肉可使
股骨旋外。

该图指出了骨盆–大转子肌群的
作用方向，它们促使股骨旋外。

梨状肌
(*piriformis*)

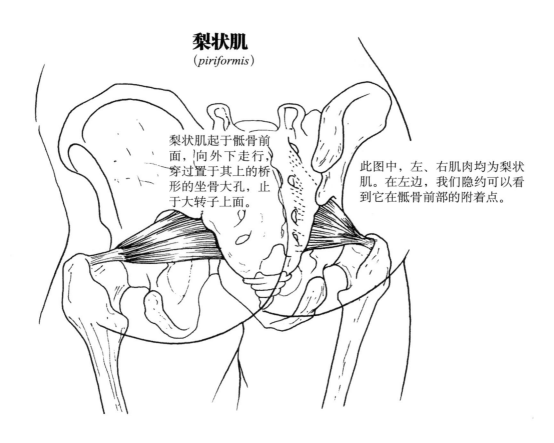

梨状肌起于骶骨前面，向外下走行，穿过置于其上的桥形的坐骨大孔，止于大转子上面。

此图中，左、右肌肉均为梨状肌。在左边，我们隐约可以看到它在骶骨前部的附着点。

功能：

— 如果骶骨固定，它使股骨旋外、外展、屈；

— 如果股骨固定，若两侧梨状肌都收缩，则会拉动骶骨向前（连同骨盆一起），这为后倾；

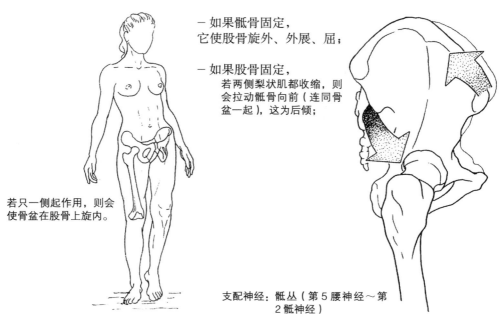

若只一侧起作用，则会使骨盆在股骨上旋内。

支配神经：骶丛（第5腰神经～第2骶神经）

髋关节深层肌肉（续）

股方肌
(quadratus femoris)

股方肌在此图中分为左、右两边。

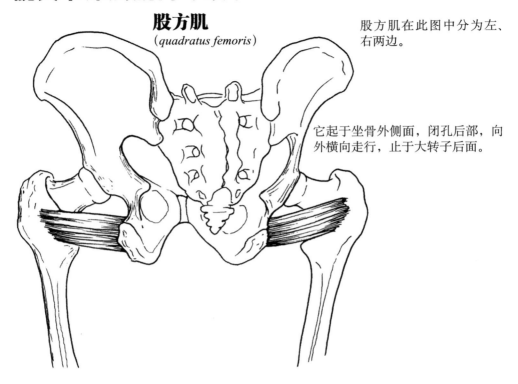

它起于坐骨外侧面，闭孔后部，向外横向走行，止于大转子后面。

功能：

- 如果髂骨固定，股方肌收缩会使股骨旋外；

- 如果股骨固定，
  若两侧的肌肉同时起作用，会使骨盆后倾；
  若只一侧肌肉收缩，会使髂骨在股骨上旋内。

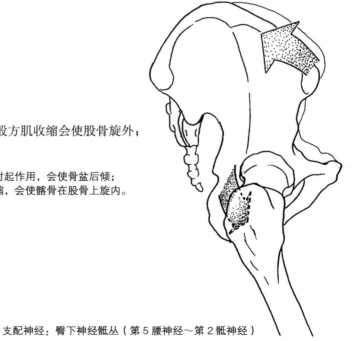

支配神经：臀下神经骶丛（第5腰神经～第2骶神经）

接下来我们要介绍的四块肌肉止于大转子内侧面，附着点位于一处凹陷内，这个凹陷称为**转子窝**。

闭孔内肌

（*obturatorius internus*）

我们从右后方观察骨盆，同时介绍左、右两侧的闭孔内肌。

在右侧，我们看见闭孔内肌位于骨盆外的部分（骨盆外）。

在左侧，我们看见它位于骨盆内的部分（骨盆内）。

闭孔内肌起于髂骨内侧面，

它附着于闭孔四周，

接着向后走行，

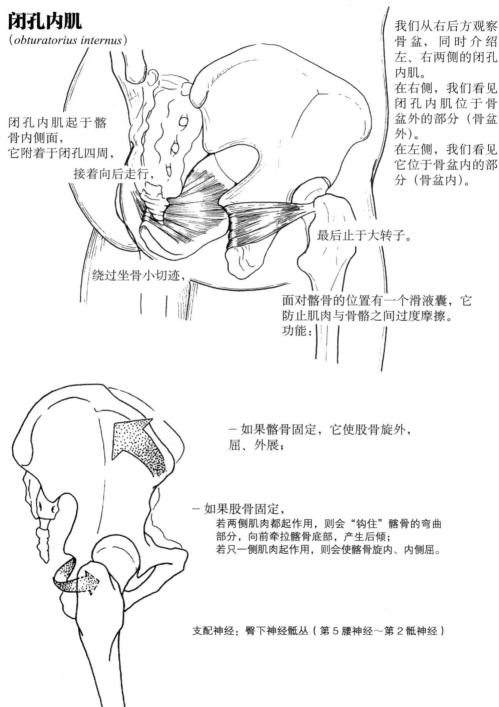

最后止于大转子。

绕过坐骨小切迹，

面对髂骨的位置有一个滑液囊，它防止肌肉与骨骼之间过度摩擦。

功能：

－如果髂骨固定，它使股骨旋外、屈、外展；

－如果股骨固定，

若两侧肌肉都起作用，则会"钩住"髂骨的弯曲部分，向前牵拉髂骨底部，产生后倾；

若只一侧肌肉起作用，则会使髂骨旋内、内侧屈。

支配神经：臀下神经骶丛（第5腰神经～第2骶神经）

231

髋关节深层肌肉（续）

髋孖肌

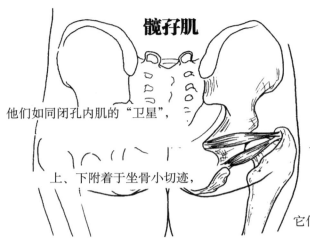

他们如同闭孔内肌的"卫星"，

止于大转子。

上、下附着于坐骨小切迹，

它们的功能与闭孔内肌相同。

闭孔外肌
(*obturatorius externus*)

闭孔外肌起于髂骨外侧面及闭
孔四周，向后走行，通过股骨
颈下方，最后止于大转子。

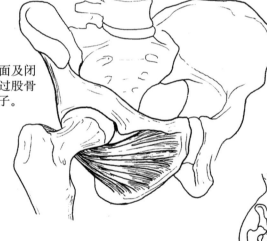

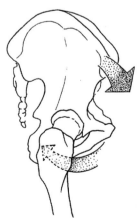

功能：

－如果髂骨固定，它通过收缩
使股骨旋外、屈或者外展；

－如果股骨固定：

若两侧肌肉都起作用，则会向后牵
拉髂骨底，产生前倾；

若只一侧肌肉起作
用，则会使髂骨旋
内和发生内侧屈。

支配神经：闭孔神经（第 1～4 腰神经）

232

闭孔肌与孖肌加固髋关节

若我们从侧面观察髋关节，就会发现：

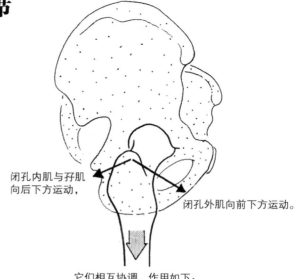

闭孔内肌与孖肌
向后下方运动，

闭孔外肌向前下方运动。

它们相互协调，作用如下：

－ 若骨盆为定点，它们使股骨相对于骨盆下降；
－ 若股骨为定点（例如，双足为支撑点），它们在股骨上提高骨盆。

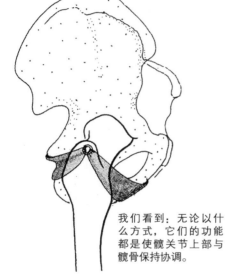

我们看到：无论以什么方式，它们的功能都是使髋关节上部与髋骨保持协调。

它们的运动即使幅度微小，也可使关节适当地减压，尤其是减小对软骨的压力。

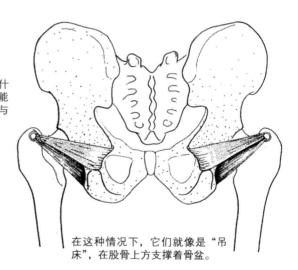

在这种情况下，它们就像是"吊床"，在股骨上方支撑着骨盆。

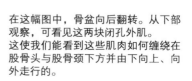

在这幅图中，骨盆向后翻转。从下部观察，可看见这两块闭孔外肌。
这使我们能看到这些肌肉如何缠绕在股骨头与股骨颈下方并由下向上、向外走行的。

233

髋关节深层肌肉（续）

腰大肌

(*psoas major*)

腰大肌起于第 12 胸椎至第 5 腰椎
（一束起于脊柱横突，另一束经过纤维
弓起于椎体侧面），

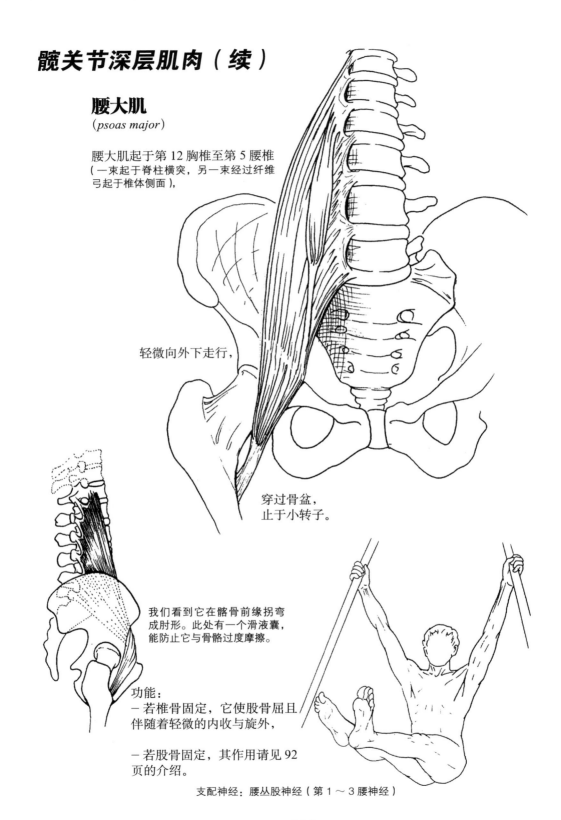

轻微向外下走行，

穿过骨盆，
止于小转子。

我们看到它在髂骨前缘拐弯
成肘形。此处有一个滑液囊，
能防止它与骨骼过度摩擦。

功能：
－若椎骨固定，它使股骨屈且
伴随着轻微的内收与旋外，

－若股骨固定，其作用请见 92
页的介绍。

支配神经：腰丛股神经（第 1 ～ 3 腰神经）

234

髂肌
(*iliacus*)

髂肌起于髂骨内侧面,位于髂窝内侧。

如同腰大肌,它在髂骨前缘处弯曲成肘形。

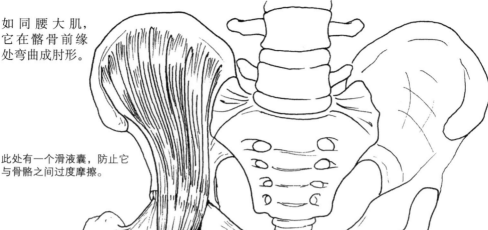

此处有一个滑液囊,防止它与骨骼之间过度摩擦。

髂肌止于小转子上的肌腱。

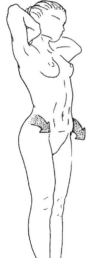

功能:

— 若髂骨固定,它的功能与腰大肌相同;

— 如果股骨固定,若两侧的肌肉同时起作用,则会使骨盆前倾。

支配神经:腰丛股神经(第2~4腰神经)

人们常把腰大肌与髂肌当作同一块肌肉来介绍,这主要是因为它们止点相邻,对股骨的作用也是相同的。

但是在上部的起点上,它们的差别很大:髂肌为髋肌,腰大肌为腰肌。

235

臀小肌
(gluteus minimus)

臀小肌起于髂窝外侧，位于臀中肌前方，止于大转子前面。

它的功能与臀中肌前部纤维相似（见下页），区别是它的作用相对微弱：

— 如果髂骨固定，它会使股骨屈、外展与旋内；

— 如果股骨为定点：

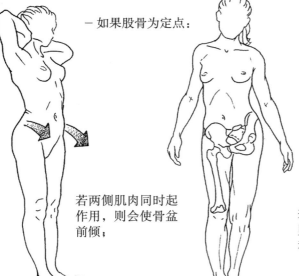

若两侧肌肉同时起作用，则会使骨盆前倾；

若只一侧肌肉起作用，则会使骨盆外侧倾斜和旋外。

支配神经：臀上神经（第 4 腰神经～第 1 骶神经）

臀中肌
(*gluteus medius*)

臀中肌呈宽大的扇形。它起于
髂窝外侧中部，

它的肌纤维在大转子处汇合，

最后止于大转子外侧面。

功能：

－若髂骨固定，它的
主要功能是使髋关节
外展；

它也通过前部肌纤维
做屈运动，通过后部
肌纤维做伸运动。

－如果股骨固定，若两侧肌肉同
时起作用，则会使骨盆或者前
倾（前部肌纤维作用）或者后倾
（后部肌纤维作用）。
但是，当仅一侧肌肉起作用时，
它会使骨盆外侧倾斜。

如果单脚直立，它可在侧面保持
骨盆的平衡，防止其"倒"向对
侧（比如行走时，见 255 页）。

神经支配：臀上神经（第 4～5 腰神经）

髋部与膝部的肌肉

股四头肌
(*quadriceps femoris*)

它分为四束（"头"），这四个肌束止于一条共同肌腱。

股四头肌腱包绕髌骨，附着于髌骨上，形成**髌腱**，最后止于胫骨粗隆（见 213 页）。

最深层的头为**股中间肌** (*vastus intermedius*)，它附着于股骨体上方 2/3 处，其肌纤维沿股骨轴走行。

它被两个头所遮盖：

股肌起于股骨后部（见粗线部分）：

股外侧肌 (*vastus lateralis*) 在外，

股内侧肌 (*vastus medialis*) 在内（细节见下页）。

股直肌 (*rectus femoris*)

起于上部：髂骨**髂前下棘**处，下行至上述的三个头前方，直到共同肌腱。

股直肌与前三者的区别在于它跨越了两个关节：髋关节与膝关节。

支配神经：股神经（第 2/4 腰神经）

238

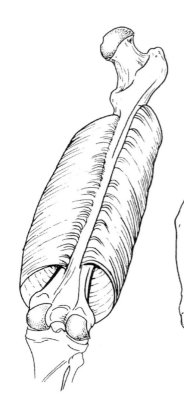

此图中，我们从后面观察股骨便可以看到股肌的起点，它们沿着粗线分布（见 200 页）。

股内侧肌起于内侧嵴，股外侧肌起于外侧嵴。

它们各自绕在股骨的不同部位，行至大腿前部。

股四头肌的功能

股四头肌作为整体可以使膝关节伸。它为人体最强有力的肌肉之一。

膝关节弯曲时，股肌少量参与胫骨回旋运动，它还可以侧面牵拉髌骨。

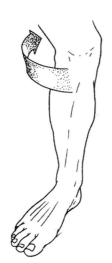

股外侧肌向外（旋外）；

股内侧肌向内（旋内）。

膝关节伸直时，股肌更多地参与回旋运动：它从侧面稳固膝关节。

股肌有效地帮助韧带实现了维护关节稳定的功能。

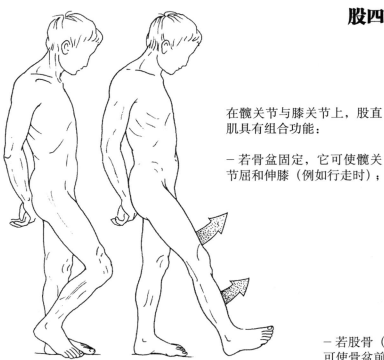

在髋关节与膝关节上，股直肌具有组合功能：

－若骨盆固定，它可使髋关节屈和伸膝（例如行走时）；

－若股骨（或胫骨）固定，它可使骨盆前倾同时伸膝。

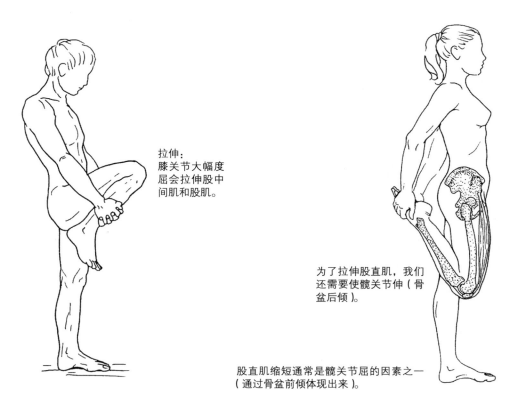

拉伸：
膝关节大幅度屈会拉伸股中间肌和股肌。

为了拉伸股直肌，我们还需要使髋关节伸（骨盆后倾）。

股直肌缩短通常是髋关节屈的因素之一（通过骨盆前倾体现出来）。

髋部与膝部的肌肉（续）

缝匠肌
(*sartorius*)

该肌薄而长，位于浅表层。它缠绕在大腿前面、股四头肌前内侧。

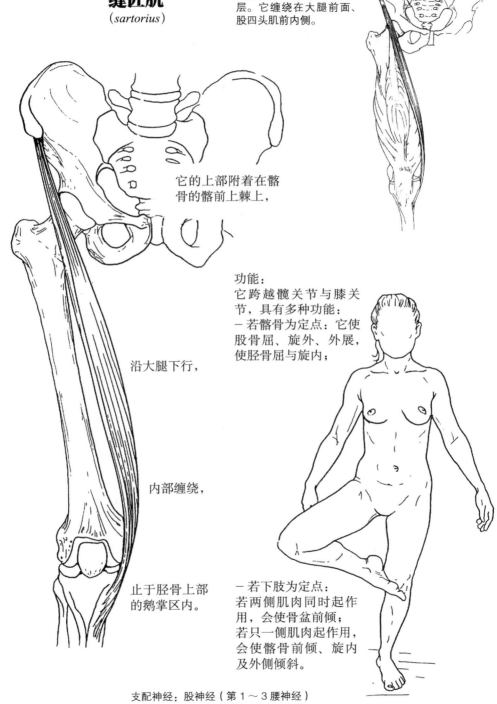

它的上部附着在髂骨的髂前上棘上，

沿大腿下行，

内部缠绕，

止于胫骨上部的鹅掌区内。

功能：
它跨越髋关节与膝关节，具有多种功能：
－若髂骨为定点：它使股骨屈、旋外、外展，使胫骨屈与旋内；

－若下肢为定点：若两侧肌肉同时起作用，会使骨盆前倾；若只一侧肌肉起作用，会使髂骨前倾、旋内及外侧倾斜。

支配神经：股神经（第1～3腰神经）

髋部与膝部的肌肉（续）

大腿后部有三块肌肉组成股后肌群，称为**腘绳肌**。
这些肌肉均起于坐骨，经过髂骨后部，最后止于小腿骨。

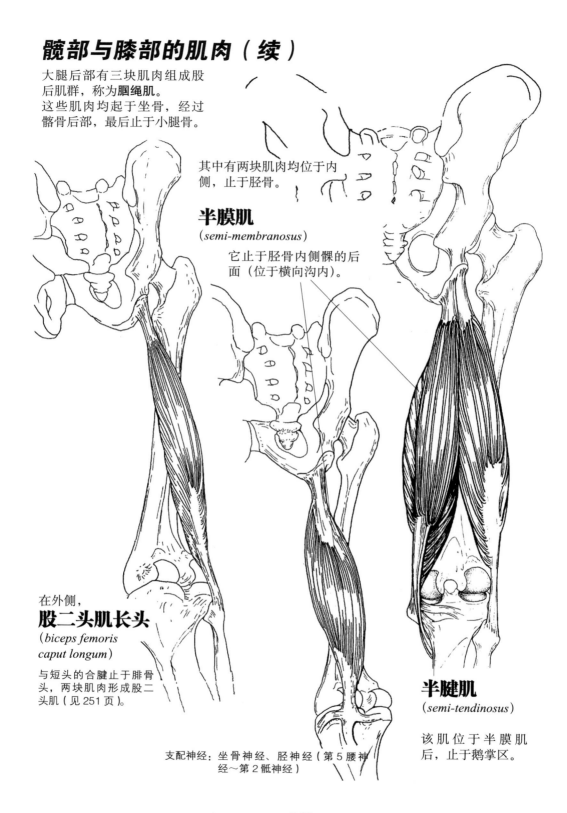

其中有两块肌肉均位于内侧，止于胫骨。

半膜肌
(*semi-membranosus*)

它止于胫骨内侧髁的后面（位于横向沟内）。

在外侧，

股二头肌长头
(*biceps femoris caput longum*)

与短头的合腱止于腓骨头，两块肌肉形成股二头肌（见251页）。

半腱肌
(*semi-tendinosus*)

该肌位于半膜肌后，止于鹅掌区。

支配神经：坐骨神经、胫神经（第5腰神经～第2骶神经）

242

腘绳肌的功能

该肌群的肌肉均为多关节肌，它们跨越髋关节与膝关节，在两个关节上具有多种功能。

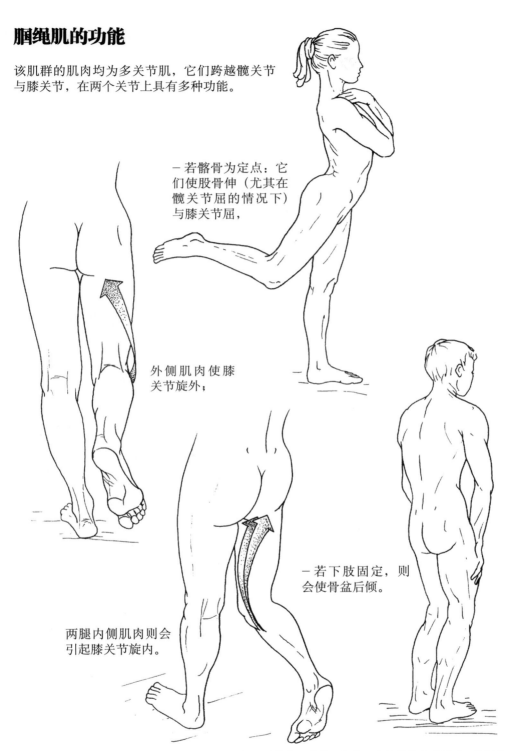

－若髂骨为定点：它们使股骨伸（尤其在髋关节屈的情况下）与膝关节屈，

外侧肌肉使膝关节旋外；

两腿内侧肌肉则会引起膝关节旋内。

－若下肢固定，则会使骨盆后倾。

腘绳肌腱界定**腘窝**的一部分。当膝关节主动屈时，我们在膝后可见上述部位。

腘绳肌的功能（续）

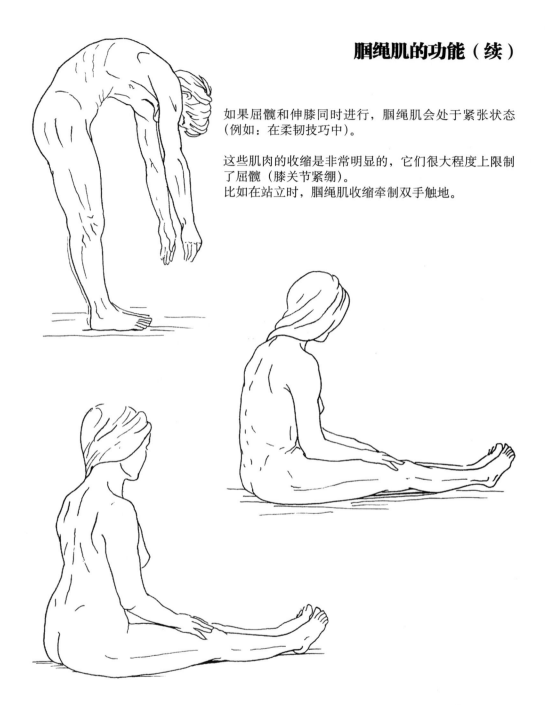

如果屈髋和伸膝同时进行，腘绳肌会处于紧张状态（例如：在柔韧技巧中）。

这些肌肉的收缩是非常明显的，它们很大程度上限制了屈髋（膝关节紧绷）。
比如在站立时，腘绳肌收缩牵制双手触地。

这些肌肉的收缩也可以影响到躯干上部：
例如：处于坐姿时（膝关节伸直），我们很难"坐在"坐骨上，因为骨盆后倾。
这使得腰部挺直，甚至使腰部曲线反位。
腘绳肌因缺乏柔韧性，容易导致腰部屈曲，并间接引起该节段椎骨的椎间盘问题（见42页）。
上述结果对于地板上进行的柔韧性技巧训练很重要，尤其是针对初学者来说。

髋部与膝部的肌肉（续）

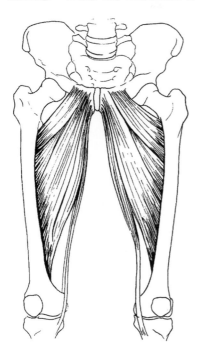

收肌

我们把五块掌管大腿内侧面的肌肉归为一组。它们附着于耻骨上，在耻骨上部与坐骨支、耻骨支之间排成梯形。它们向股骨行走（粗线处），在股骨上依次排列：

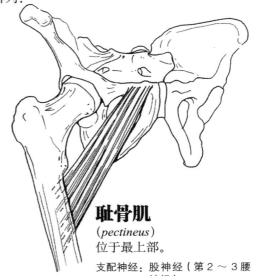

耻骨肌
（*pectineus*）
位于最上部。

支配神经：股神经（第 2 ～ 3 腰神经）
闭孔神经（第 2 ～ 4 腰神经）

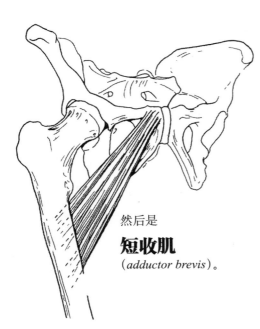

然后是
短收肌
（*adductor brevis*）。

支配神经：闭孔神经（第 2 ～ 4 腰神经）

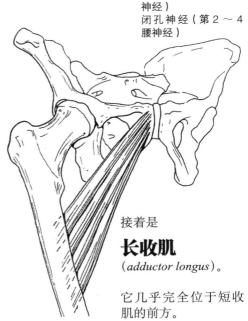

接着是
长收肌
（*adductor longus*）。

它几乎完全位于短收肌的前方。

支配神经：闭孔神经（第 2 ～ 4 腰神经）

髋部与膝部的肌肉（续）

从下肢后面观察，我们能看见以下两块内收肌。

大收肌
(*adductor magnus*)

它最为重要，分为两束：

－中间束，缠绕在坐骨、耻骨支至股骨上；

－垂直束，它起于中间束的后方，直接下行至内侧髁。

支配神经：闭孔神经
　　　　　坐骨神经腘内侧
　　　　（第3～5腰神经）

最表层的是
股薄肌
(*gracilis*)

它起于耻骨，沿大腿（内侧面）垂直下行，最后止于胫骨鹅掌区。

它为双关节肌，跨越髋骨与股骨。

支配神经：闭孔神经（第2～4腰神经）

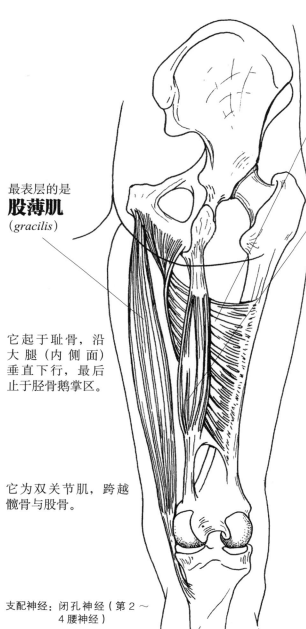

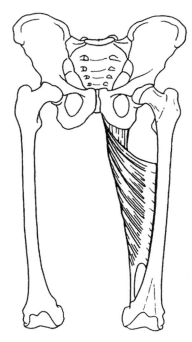

从前面我们能看到大收肌的结构，它从髂骨缠绕至股骨。

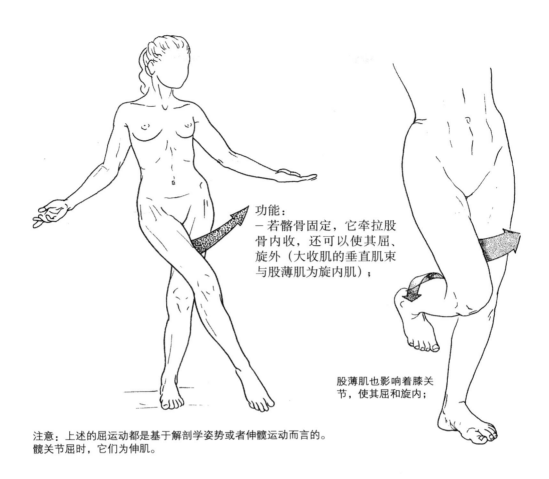

功能:
- 若髂骨固定,它牵拉股
骨内收,还可以使其屈、
旋外(大收肌的垂直肌束
与股薄肌为旋内肌);

股薄肌也影响着膝关
节,使其屈和旋内;

注意:上述的屈运动都是基于解剖学姿势或者伸髋运动而言的。
髋关节屈时,它们为伸肌。

- 若股骨固定,它们会牵拉髂骨形成内侧屈、前倾
与旋外(除股薄肌与大收肌垂直肌束使其旋内)。

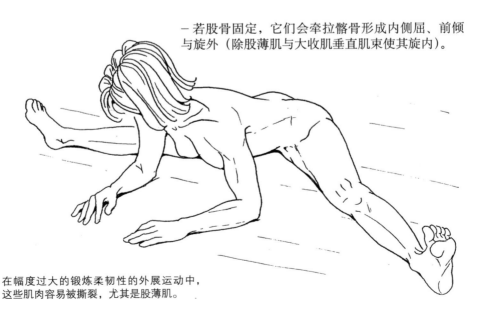

在幅度过大的锻炼柔韧性的外展运动中,
这些肌肉容易被撕裂,尤其是股薄肌。

髋部与膝部的肌肉（续）

阔筋膜张肌
(*tensor fasciae latae*)

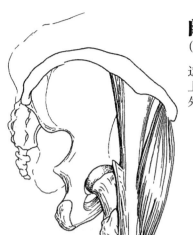

这部分肌肉上方附着于髂前上棘，之后下行（稍微偏向外侧），止于**阔筋膜**。

功能：
－若髂骨固定，它可使股骨屈、旋内及外展；

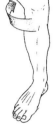

阔筋膜为一条扁长的纤维带，它就像一条丝带一样附着在大腿外侧面，止于胫骨外侧结节与胫骨平台前上方。

在膝关节处，它可使膝关节伸。当膝关节屈时，它可使其旋外；

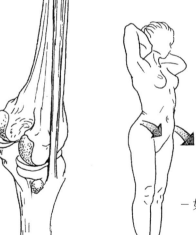

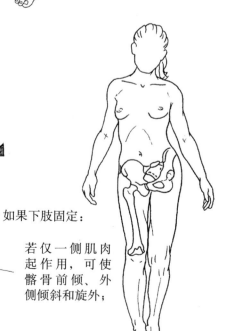

－如果下肢固定：

若仅一侧肌肉起作用，可使髂骨前倾、外侧倾斜和旋外；

若两侧肌肉都起作用，它会使骨盆前倾。

248

臀大肌
(*gluteus maximus*)

臀大肌为人体最大且最强劲有力的肌肉之一，位于两个平面上：深面和浅面。它起于骶骨、尾骨背面、髂窝外侧（后部），深面止于股骨粗线（上部），浅面止于阔筋膜。

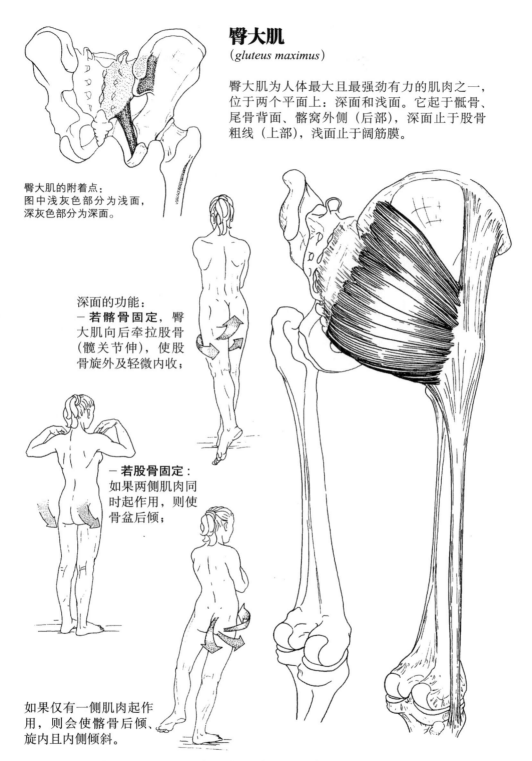

臀大肌的附着点：
图中浅灰色部分为浅面，
深灰色部分为深面。

深面的功能：
－**若髂骨固定**，臀大肌向后牵拉股骨（髋关节伸），使股骨旋外及轻微内收；

－**若股骨固定**：如果两侧肌肉同时起作用，则使骨盆后倾；

如果仅有一侧肌肉起作用，则会使髂骨后倾、旋内且内侧倾斜。

浅面的功能将与臀三角肌功能一起做介绍（见250页）。

249

髋部与膝部的肌肉（续）
臀三角肌

由臀大肌浅面在后部构成的一个整体，

前面是阔筋膜张肌，这两块肌肉均止于阔筋膜。

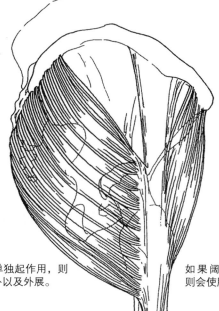

如果臀大肌浅面单独起作用，则会使股骨伸、旋外以及外展。

如果阔筋膜张肌单独起作用，则会使股骨屈、旋内以及外展。

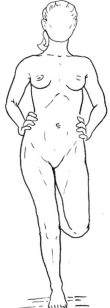

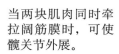

当两块肌肉同时牵拉阔筋膜时，可使髋关节外展。

若股骨固定，它会使髂骨外侧屈。当人体单脚直立时，它们与臀中肌（见 237 页）共同作用，使骨盆保持横向平衡。

膝部肌肉

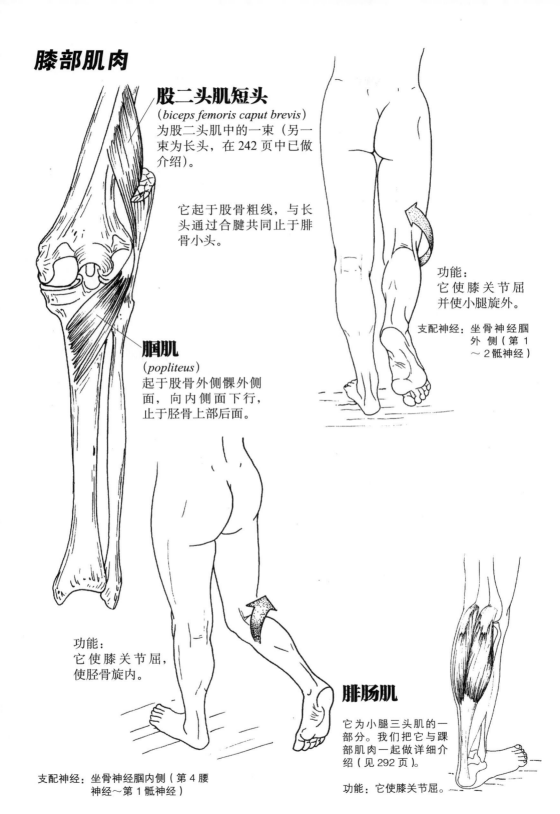

股二头肌短头
（*biceps femoris caput brevis*）为股二头肌中的一束（另一束为长头，在 242 页中已做介绍）。

它起于股骨粗线，与长头通过合腱共同止于腓骨小头。

腘肌
（*popliteus*）
起于股骨外侧髁外侧面，向内侧面下行，止于胫骨上部后面。

功能：
它使膝关节屈，使胫骨旋内。

支配神经：坐骨神经腘内侧（第 4 腰神经～第 1 骶神经）

功能：
它使膝关节屈并使小腿旋外。

支配神经：坐骨神经腘外侧（第 1～2 骶神经）

腓肠肌

它为小腿三头肌的一部分。我们把它与踝部肌肉一起做详细介绍（见 292 页）。

功能：它使膝关节屈。

251

运动状态下髋部的肌肉功能

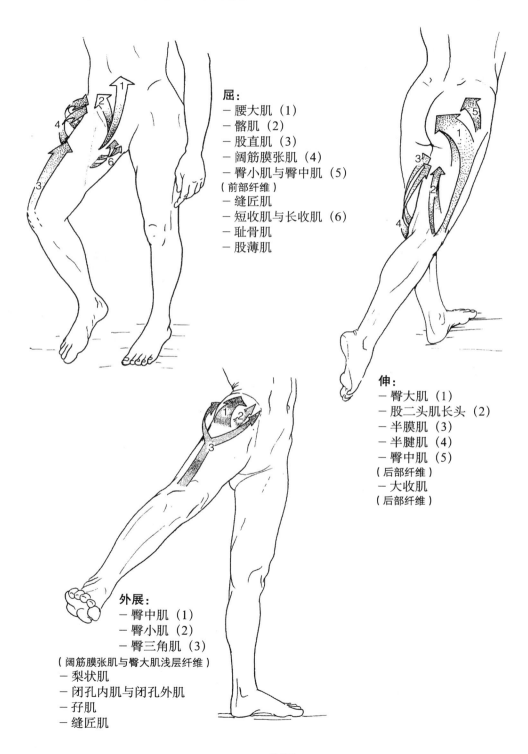

屈：
－ 腰大肌（1）
－ 髂肌（2）
－ 股直肌（3）
－ 阔筋膜张肌（4）
－ 臀小肌与臀中肌（5）
（前部纤维）
－ 缝匠肌
－ 短收肌与长收肌（6）
－ 耻骨肌
－ 股薄肌

伸：
－ 臀大肌（1）
－ 股二头肌长头（2）
－ 半膜肌（3）
－ 半腱肌（4）
－ 臀中肌（5）
（后部纤维）
－ 大收肌
（后部纤维）

外展：
－ 臀中肌（1）
－ 臀小肌（2）
－ 臀三角肌（3）
（阔筋膜张肌与臀大肌浅层纤维）
－ 梨状肌
－ 闭孔内肌与闭孔外肌
－ 孖肌
－ 缝匠肌

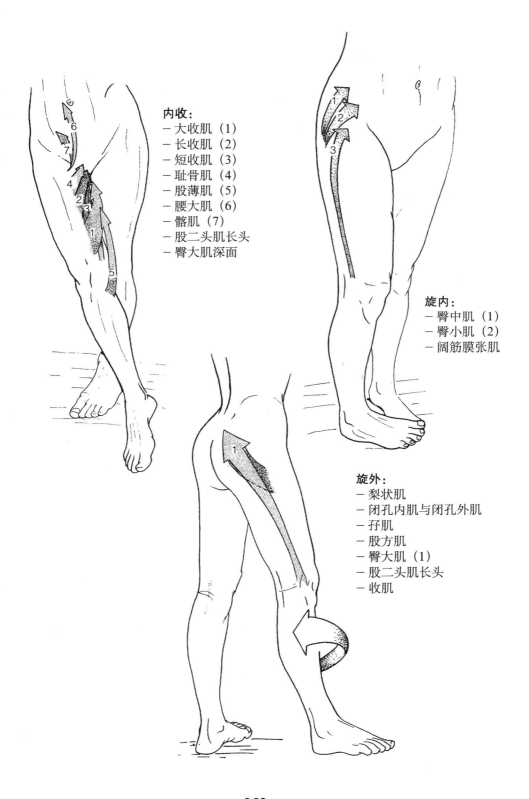

内收：
－大收肌（1）
－长收肌（2）
－短收肌（3）
－耻骨肌（4）
－股薄肌（5）
－腰大肌（6）
－髂肌（7）
－股二头肌长头
－臀大肌深面

旋内：
－臀中肌（1）
－臀小肌（2）
－阔筋膜张肌

旋外：
－梨状肌
－闭孔内肌与闭孔外肌
－孖肌
－股方肌
－臀大肌（1）
－股二头肌长头
－收肌

对膝关节运动起作用的肌肉

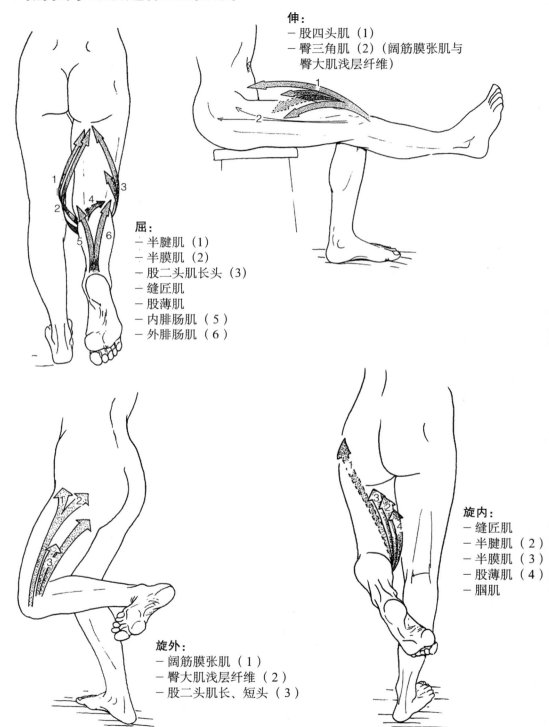

伸：
－股四头肌（1）
－臀三角肌（2）（阔筋膜张肌与
　臀大肌浅层纤维）

屈：
－半腱肌（1）
－半膜肌（2）
－股二头肌长头（3）
－缝匠肌
－股薄肌
－内腓肠肌（5）
－外腓肠肌（6）

旋外：
－阔筋膜张肌（1）
－臀大肌浅层纤维（2）
－股二头肌长、短头（3）

旋内：
－缝匠肌
－半腱肌（2）
－半膜肌（3）
－股薄肌（4）
－腘肌

行走过程中髋部与膝部肌肉的功能

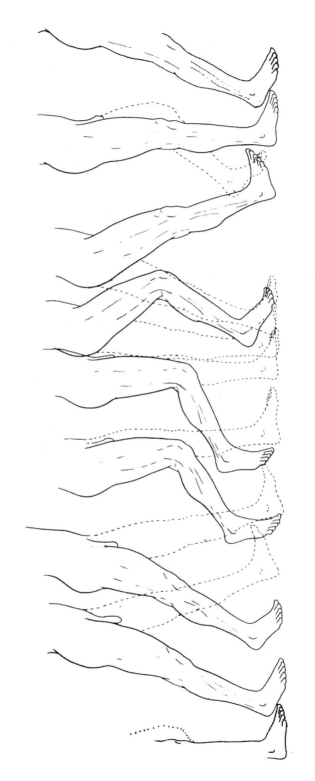

第一阶段：
下肢向前带动躯干（这个带动作用并不是一直都存在）。

第二阶段：
下肢摆脱躯干重量的限制，完成摆动，使足前移。

第三阶段：
躯干的重力传递至下肢。

股四头肌，腘绳肌腱与孖肌运动，必要时臀大肌也会参与运动。

在这个阶段中，股直肌参与运动，它先使髋关节屈，然后使膝关节伸，股四头肌拉伸膝关节使这个运动完整。

髋部与膝部侧面肌肉起到维持稳定的作用。

255

第七章 踝与足

为了实现行走，足有双重功能：

－ 它要承受躯干的重量并接收地面的反作用力；
－ 行走时，它必须保证步伐的持续进行。

因此，它必须同时具备耐力及灵活性。足的骨骼达 26 块之多（大小结构各异），同时它还有 31 个关节和 20 块固有肌。

然而，由于重力应力及鞋的影响，足常常是变形的，因此它的形态远不够完美。

踝是连接足与小腿的关节，它把足的适应性与腿骨的力量联合起来。

本章把足与踝放在一起介绍，因为影响踝关节运动的肌肉也在一定程度上影响着足。

踝与足的形态学

内侧观：

跟腱
内踝
跗骨前部
距骨区
第 1 跖趾关节
足弓
足跟

前面观：

踝部
内踝
外踝
足趾

背面观：

三头隆起
内踝
外踝
跟骨

从下面看，看到足部与地面接触的区域：

足趾
跖趾关节
足跟

我们也看到一个不与地面接触的区域：足弓。

外侧观：

跟腱
外踝
足跟
趾短伸肌
第 5 跖趾关节

在赤足的脚印上，我们可以找到这个区域。

足部骨骼

从上方看，足部的骨骼从前向后可分为三部分：

－前部：
很多块细长的骨骼排成直线，组成"射线"状，在水平方向上并行排列（由内向外序号分别为第1、2、3、4、5）。
每条"射线"包含两部分：**趾骨**及延伸而成的**跖骨**。

－后部：
体积较大且上下相叠的两块骨分别为**距骨**与**跟骨**。它们构成足**后部**或者**跗骨后部**。

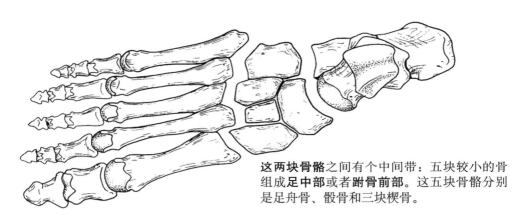

这两块骨骼之间有个中间带：五块较小的骨组成**足中部**或者**跗骨前部**。这五块骨骼分别是足舟骨、骰骨和三块楔骨。

这是足的两部分骨骼相连的区域，使得足部能够适应路面。

从内向外，我们看到足骨呈"分叉"状，具体如下：

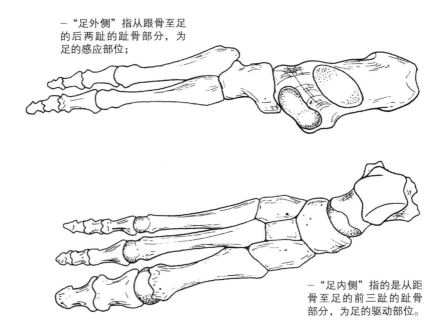

－"足外侧"指从跟骨至足的后两趾的趾骨部分，为足的感应部位；

－"足内侧"指的是从距骨至足的前三趾的趾骨部分，为足的驱动部位。

足部的整体运动

本章描述的运动遍及整个足部：它们各自发生在足的不同部位。

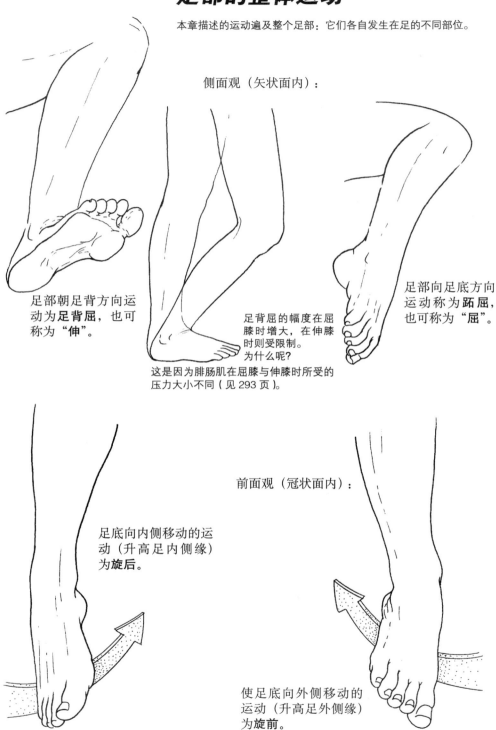

侧面观（矢状面内）：

足部朝足背方向运动为**足背屈**，也可称为"**伸**"。

足背屈的幅度在屈膝时增大，在伸膝时则受限制。
为什么呢？
这是因为腓肠肌在屈膝与伸膝时所受的压力大小不同（见 293 页）。

足部向足底方向运动称为**跖屈**，也可称为"**屈**"。

前面观（冠状面内）：

足底向内侧移动的运动（升高足内侧缘）为**旋后**。

使足底向外侧移动的运动（升高足外侧缘）为**旋前**。

上面观（站立姿势所在水平面）：

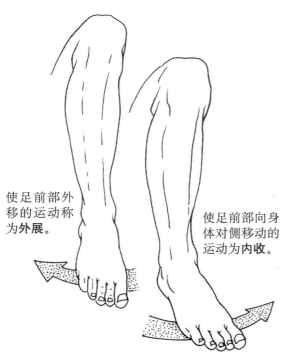

使足前部外移的运动称为**外展**。

使足前部向身体对侧移动的运动为**内收**。

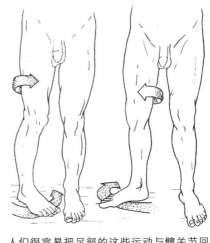

人们很容易把足部的这些运动与髋关节回旋（膝绷紧时）或膝关节回旋混淆。

在实际运动中，常见的情况通常为三种运动的联合：

－外展、旋前、足背屈联合形成**外翻**；

－内收、旋后、跖屈联合形成**内翻**。

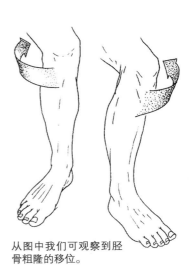

从图中我们可观察到胫骨粗隆的移位。

这缘于骨表面的形态及运动轴的方向，因而使得不同的运动可以同时进行（在271页我们将重点讲解）。

261

腓骨和胫骨

小腿骨包括**腓骨**（*fibula*）和**胫骨**（*tibia*），它们均为长骨。

腓骨：
位于外侧，外形细长，其切面呈三角形，以自身为轴扭转，严格说它的各缘并不成直线。

这种结构使其具有一定的柔韧性，可以轻微改变弯曲度。

胫骨：
位于内侧，骨体的切面呈三角形，为三面三缘；两端粗大。

上端为膝关节的一部分（见 213 页）。

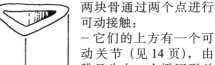

两块骨通过两个点进行可动接触：
－它们的上方有一个可动关节（见 14 页），由腓骨头上一个椭圆形关节面及与之相切合的胫骨平台后部外侧的突出关节面组成。

该关节由关节囊支撑，并有两条韧带使其加厚：前韧带，后韧带；

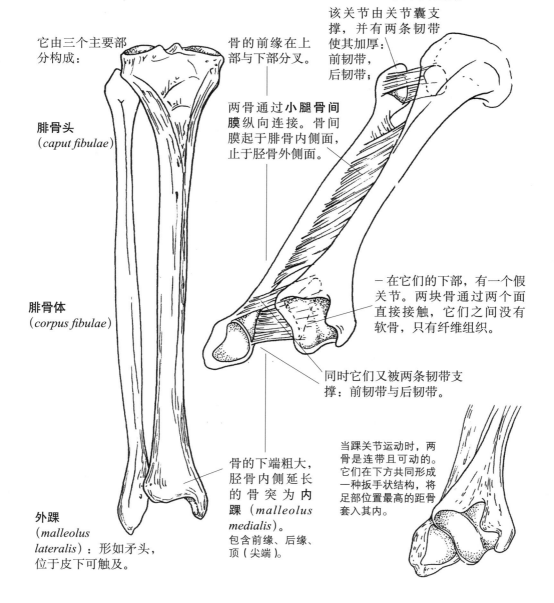

它由三个主要部分构成：

腓骨头
（*caput fibulae*）

腓骨体
（*corpus fibulae*）

外踝
（*malleolus lateralis*）：形如矛头，位于皮下可触及。

骨的前缘在上部与下部分叉。

两骨通过**小腿骨间膜**纵向连接。骨间膜起于腓骨内侧面，止于胫骨外侧面。

骨的下端粗大，胫骨内侧延长的骨突为**内踝**（*malleolus medialis*）。
包含前缘、后缘、顶（尖端）。

－在它们的下部，有一个假关节。两块骨通过两个面直接接触，它们之间没有软骨，只有纤维组织。

同时它们又被两条韧带支撑：前韧带与后韧带。

当踝关节运动时，两骨是连带且可动的。它们在下方共同形成一种扳手状结构，将足部位置最高的距骨套入其内。

262

踝关节

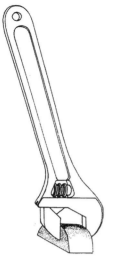

从正面观察，它形状如活动扳手，由胫骨与腓骨的下端构成，并覆盖距骨背侧的关节面：**距骨滑车**（见267页）。

侧面观（纵切面）

我们观察到关节面呈圆柱形：

扳手状结构为空心圆柱的一部分。

距骨滑车为实心圆柱的一部分。

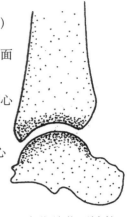

这些关节面被软骨覆盖。

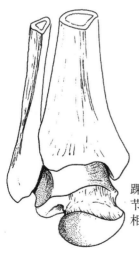

踝关节的关节面嵌套得相当精准：

－距骨滑车被踝从两侧"固定"：内侧（胫侧）表面足够垂直，外侧（腓侧）表面更倾斜、弯曲并且向下伸得更低；

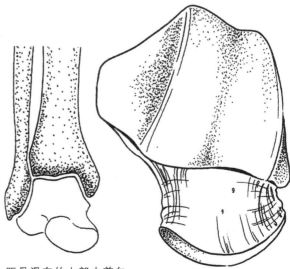

－距骨滑车的上部由前向后略微凹陷；扳手状结构处与之正好切合（胫骨底部），形成前后方向的突起。

从上面观察，距骨滑车前宽后窄。

263

踝关节运动

踝关节的骨质形态决定了它只能做前后方向的运动：

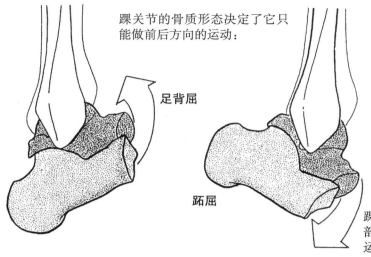

足背屈

跖屈

踝关节的运动对整个足部而言是最为重要的。运动轴位于两踝上。

骨的稳定性

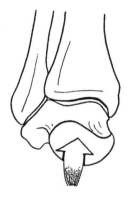

－背屈时，一切正好相反：
距骨滑车的前部变得更宽大，很完美地嵌入扳手状结构中，因而踝关节稳固性增加。

－跖屈时，距骨滑车的后部变得更加狭窄，因而空隙变大。从骨质形态的角度来看，踝关节的稳定性较差；

为了克服这个弱点，在主动背屈时，踝关节通过韧带与肌肉进行加固（见 295 页）。

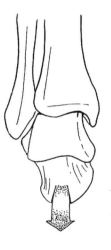

踝关节囊与韧带

踝关节通过**关节囊**对其进行加固，关节囊附着于三块骨（胫骨、腓骨、距骨）的关节面四周。
关节囊前部、后部比较松弛，这样便于踝关节做跖屈与背屈。
它主要通过**侧韧带**进行加固。
侧韧带呈对称分布：每一侧由三束构成，起于其中一踝，呈辐射状向下方足后部的两骨扩散。

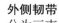

外侧韧带

分为三束：前束、中间束和后束。
前束和后束止于距骨，它们直接连在小腿骨上。
中间束行至跟骨，它通过踝关节间隙与踝关节相关联。

内侧韧带

共有三束分布于两层：

－ 一束在表层。它止于足舟骨、跟舟足底韧带和载距突。它们覆盖在深层之上；

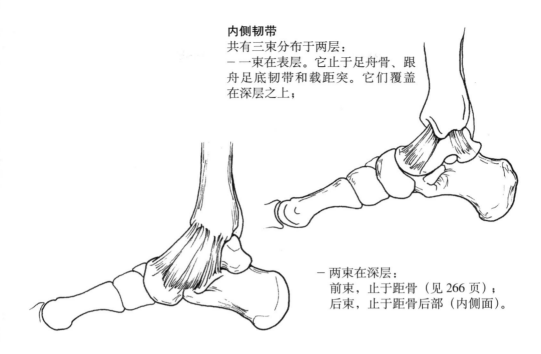

－ 两束在深层：
前束，止于距骨（见 266 页）；
后束，止于距骨后部（内侧面）。

韧带使踝关节保持稳定

韧带的紧张程度随着足的姿势变化而变化：

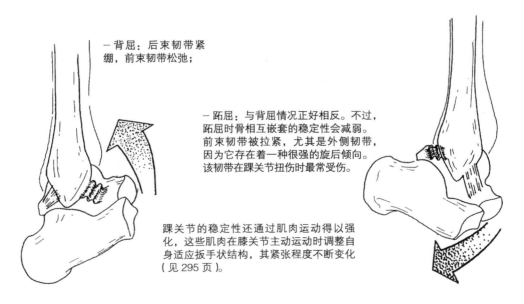

－ 背屈：后束韧带紧绷，前束韧带松弛；

－ 跖屈：与背屈情况正好相反。不过，跖屈时骨相互嵌套的稳定性会减弱。前束韧带被拉紧，尤其是外侧韧带，因为它存在着一种很强的旋后倾向。该韧带在踝关节扭伤时最常受伤。

踝关节的稳定性还通过肌肉运动得以强化，这些肌肉在膝关节主动运动时调整自身适应扳手状结构，其紧张程度不断变化（见 295 页）。

跟骨与距骨

两骨构成足后部的骨骼。
跟骨（*calcaneus*）位于下方，与足跟部相切合；
距骨（*talus*）位于其上方，与踝部相切合（见263页）。
它们形态都较大，尤其是跟骨。

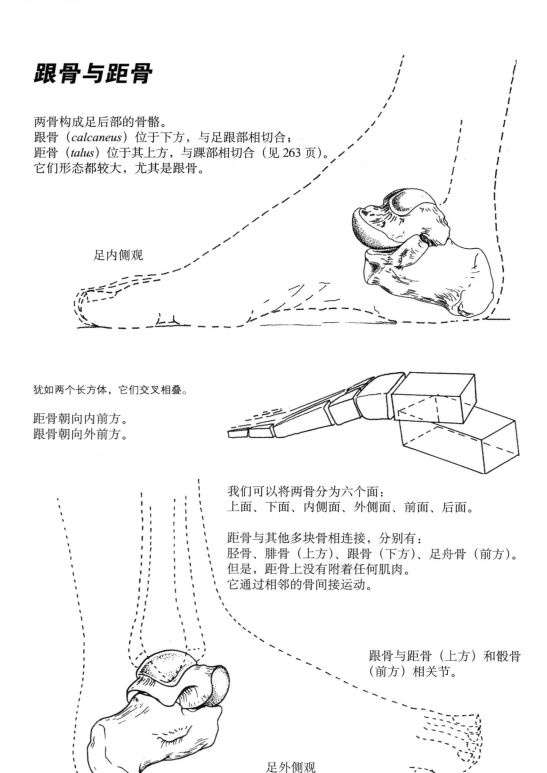

足内侧观

犹如两个长方体，它们交叉相叠。

距骨朝向内前方。
跟骨朝向外前方。

我们可以将两骨分为六个面：
上面、下面、内侧面、外侧面、前面、后面。

距骨与其他多块骨相连接，分别有：
胫骨、腓骨（上方）、跟骨（下方）、足舟骨（前方）。
但是，距骨上没有附着任何肌肉。
它通过相邻的骨间接运动。

跟骨与距骨（上方）和骰骨
（前方）相关节。

足外侧观

本章我们用两页分别从不同角度来介绍这两块骨：

前外侧观

距骨

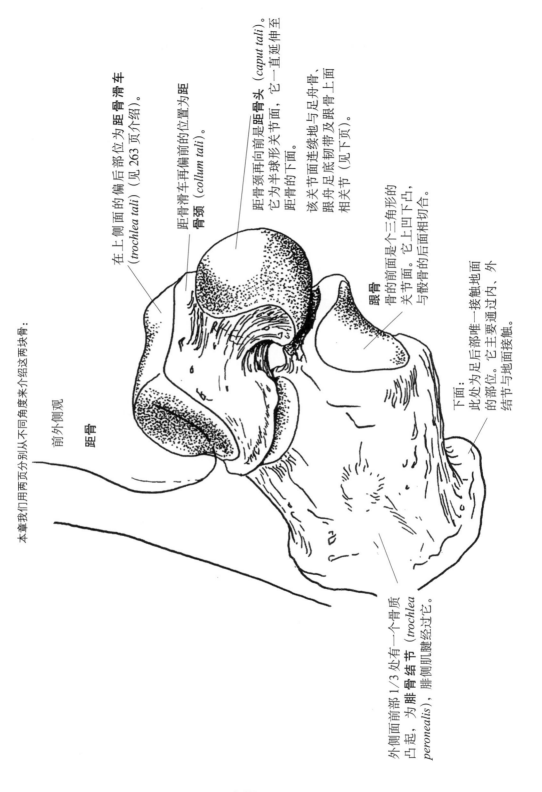

在上侧面的偏后部位为**距骨滑车** (trochlea tali)（见 263 页介绍）。

距骨滑车再偏前的位置为距**骨颈** (collum tali)。

距骨颈再向前是**距骨头** (caput tali)。它为半球形关节面，它一直延伸至距骨的下面。

该关节面连续地与足舟骨、跟舟足底韧带及跟骨上面相关节（见下页）。

跟骨

骨的前面是个三角形的关节面。它上凹下凸，与骰骨的后面相切合。

下面：

此处为足后部唯一接触地面的部位。它主要通过内、外结节与地面接触。

外侧面前部 1/3 处有一个骨质凸起，为**腓骨结节** (trochlea peronealis)，腓侧肌腱经过它。

267

跟骨与距骨（续）

后内侧观

距骨
它后面为距骨滑车的背面。

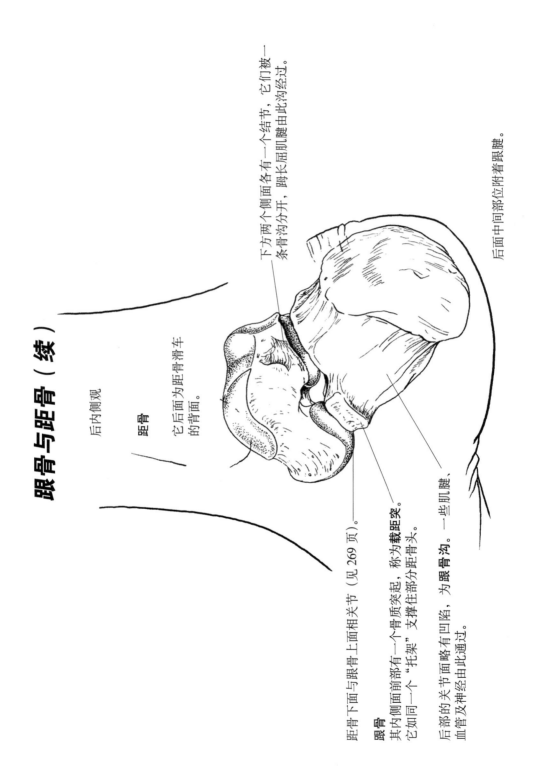

下方两个侧面各有一个结节，它们被一条骨沟分开，跗长屈肌腱由此沟经过。

后面中间部位附着跟腱。

距骨下面与跟骨上面相关节（见 269 页）。

跟骨
其内侧面前部有一个骨质突起，称为载距突。
它如同一个"托架"支撑住部分距骨头。

后部的关节面略有回陷，为跟骨沟。一些肌腱、血管及神经由此通过。

268

距跟关节

（位于距骨与跟骨之间）

距骨呈交叉形状（见266页）位
于跟骨之上，它是可动的：

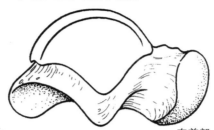

－在后部，距骨凹面与跟骨凸面相切合，
为**后关节面**。

－在前部，距骨凸面（距骨头
下部）与跟骨凹面相切合（部
分跟骨凹面位于载距突上）；

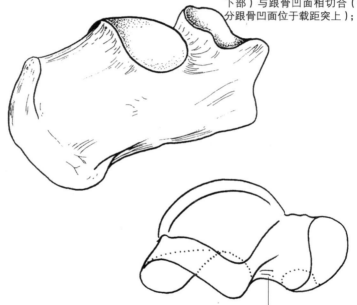

两个关节面之间，距骨与跟骨凹陷成沟状，形成骨质管道，为**跗骨窦**。

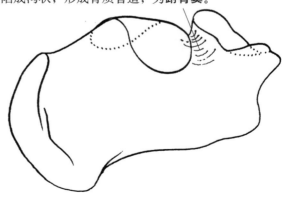

距跟关节的运动

距跟关节位于踝关节竖直下方，相比于踝关节，它的运动方向更多样化，然而运动幅度会受到限制。

我们观察它在三个基本面（见第 8 ～ 10 页）内的运动，将分有、无支撑两种情况进行介绍。

在冠状面内，我们可以看到跟骨在距骨下方向侧面翻转（有支撑，从后面观察）。

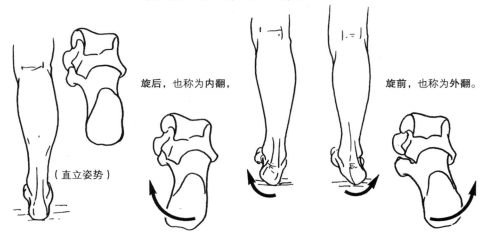

（直立姿势）

旋后，也称为内翻，

旋前，也称为外翻。

在矢状面内，我们可以看到跟骨从前向后移动（无支撑）。

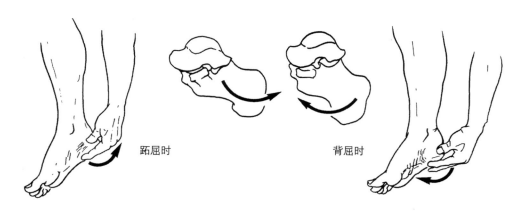

跖屈时

背屈时

在水平面内（从上面观察），我们可以看见跟骨在距骨下方转动。

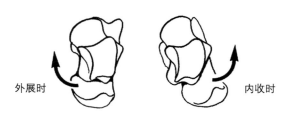

外展时

内收时

270

通常情况下，为了观察关节面的形态与方向，我们假设
它们的运动都围绕着唯一的轴进行且自动组合在一起：

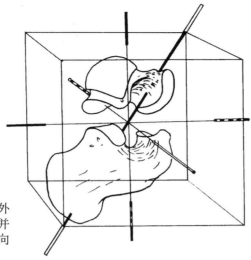

该轴在底端从跟骨外后部的结节穿入，并在其内通过距骨颈向前内上方穿出。

它同时由后向前、由低向高并且由外向内倾斜。

一些运动围绕该轴完成：

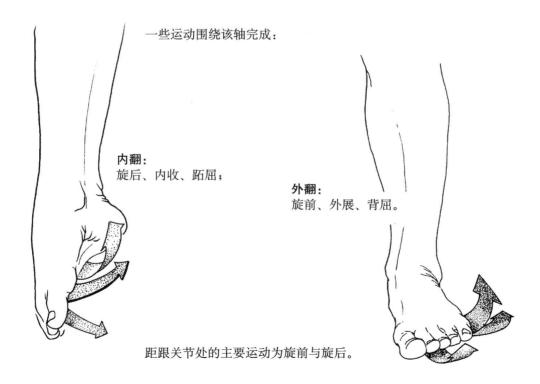

内翻：
旋后、内收、跖屈；

外翻：
旋前、外展、背屈。

距跟关节处的主要运动为旋前与旋后。

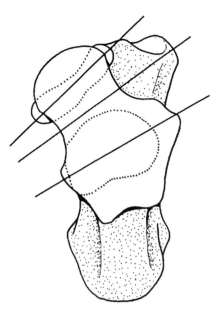

关节面与跗骨窦的轴由后向前并且由里向外倾斜。

（图中两骨相叠，透明处为关节面）。

距跟关节的关节囊与韧带

该关节的关节面由以下结构来固定：

－ 两个**关节囊**（无图示）：

后部有一个关节囊附着于关节面的四周；

前部有一个和跗横关节共同的关节囊；

由于关节面（距骨上）与关节囊的连续性，距跟关节前部与跗横关节是不可分开运动的。

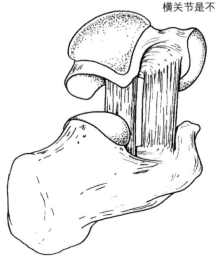

－ **韧带**
两列韧带沿跗骨窦走行，它们为 **距跟骨间韧带**（*ligamentum talo calcaneum interosseum*）。

此外还有前韧带与后韧带（无图示）。

足中部

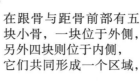

在跟骨与距骨前部有五块小骨，一块位于外侧，另外四块则位于内侧，它们共同形成一个区域，

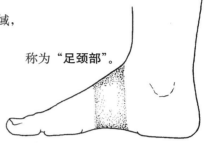

称为"足颈部"。

在外侧，**骰骨**（*os cuboideum*）紧连着跟骨。

内侧为**足舟骨**（*os naviculare*），紧接距骨，呈凸向前的半月形。

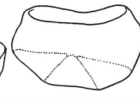

骰骨的形状与其名称并不相应，它呈三角棱柱状。其外侧缘上有一凹口，这是由内侧面的凹形沟（腓骨长肌腱通道，见 288 页）延伸至此而形成的。在前面它通过两个面与第 4、5 距骨相关节（见 277 页）。

我们注意到在其内侧缘上有一结节状的突起，此处附着胫骨后肌（见 290 页）。

其前部通过三个面与三块楔骨的后部相关节。

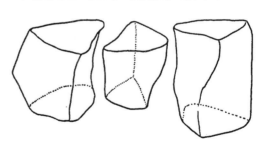

楔骨（*ossi cuneiformeo*）为三块呈三角形的小骨，横向并列。它们之间互相关节。他们前部分别与第 1、2、3 距骨相关节。

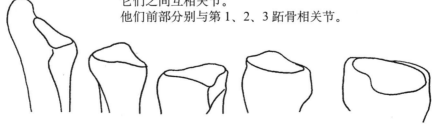

足中部为一个包含众多小骨的区域，这些小骨各自所具有的轻微的运动性相叠加，构成一个足够柔韧灵活的部位。

跗横关节

跗横关节为位于跗骨后部与前部之间所有关节面构成的一个整体。
它由两个并列的关节组成：
在外侧连接跟骨与骰骨的跟骰关节；
在内侧连接距骨与足舟骨的距跟舟关节。

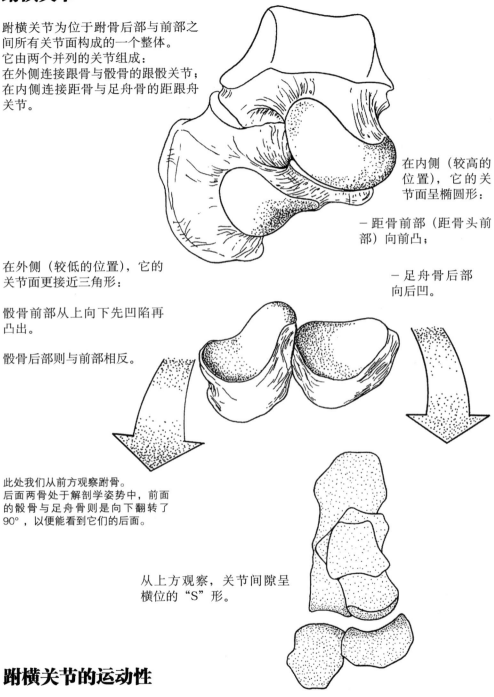

在内侧（较高的位置），它的关节面呈椭圆形：

－距骨前部（距骨头前部）向前凸；

在外侧（较低的位置），它的关节面更接近三角形：

骰骨前部从上向下先凹陷再凸出。

骰骨后部则与前部相反。

－足舟骨后部向后凹。

此处我们从前方观察跗骨。
后面两骨处于解剖学姿势中，前面的骰骨与足舟骨则是向下翻转了90°，以便能看到它们的后面。

从上方观察，关节间隙呈横位的"S"形。

跗横关节的运动性

如同距跟关节一样，该关节的整体运动为**内翻**与**外翻**，它的主导运动为**外展**与**内收**。

跗横关节的关节囊与韧带

不同的关节囊固定着这两个关节。
在内侧，它与距跟关节前部共有一个关节囊（见 269 页）。
在外侧，一个关节囊把跟骨与骰骨连接起来。

这些关节囊被众多的韧带加固。
上部的韧带：
— 一条**距舟背侧韧带**；
— 一条**跟骰背侧韧带**；

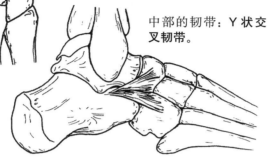

中部的韧带：**Y 状交叉韧带。**

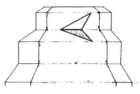

为了更好地理解其形态，我们应当观察足舟骨与骰骨的"台阶式"形状。

该韧带起于跟骨，在足舟骨向上垂直展开，在骰骨上横向展开。它为该关节内最重要的韧带，非常强韧。

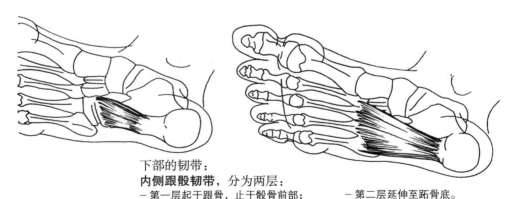

下部的韧带：
内侧跟骰韧带，分为两层：
— 第一层起于跟骨，止于骰骨前部；　　　　— 第二层延伸至距骨底。

该 韧 带 非 常 坚 韧，能 承 受 200kg 的重量。

也被称为**足底长韧带**（*ligamentum plantare longum*），可对足弓进行加固。

内部韧带：
跟舟足底韧带（*ligamentum calcaneo-naviculare plantare*），起于载距突，止于足舟骨（内侧缘）。

其深层被软骨覆盖，该韧带形成一个较小的关节盂，"支撑"着距骨前部。

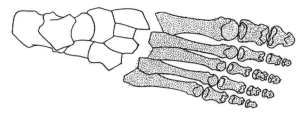

五根小骨柱并列排列，朝前方形成如同扇状展开的"射线"。

每条"射线"由一块跖骨及趾骨构成，它们共同构成了足趾的骨骼。

虽然它们比较短小，但仍然包含三部分：

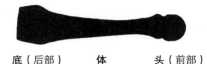

底（后部）　　**体**　　头（前部）

跖骨（*os metatarsale*）

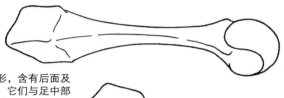

底大致呈四角形，含有后面及侧面的关节面，它们与足中部骨的前部相关节。

侧面与相邻的跖骨底相连接。

头部有一个向前凸的软骨关节面，与近节趾骨底相关节。

每侧均有一个小结节。

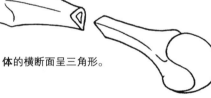

体的横断面呈三角形。

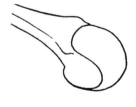

近节趾骨（*phallanx proximalis*）：

底部偏后有一个凹陷的圆形软骨关节面，它与跖骨头相切合。

中节趾骨（*phallanx media*）：

底部偏后有一软骨关节面。

头部与近节趾骨头相似。

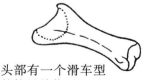

头部有一个滑车型的软骨关节面。

远节趾骨（*phallanx distalis*）：

在底部偏后，有一个与中节趾骨底关节面相同的关节面。

其前部包含跖侧和一个结节。

该部位背侧与趾甲相切合。

276

跗跖关节（Lisfranc关节）

（*articulatio tarsometatarseae*）

跗跖关节为位于跗骨与跖骨之间的关节面构成的一个整体。

这个"关节列"使楔骨前部与骰骨前部、跖骨底后部连接在一起。

本图中跗跖关节的骨间距被拉大。

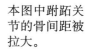

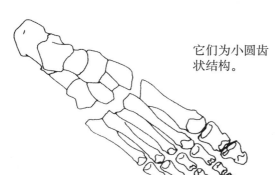

它们为小圆齿状结构。

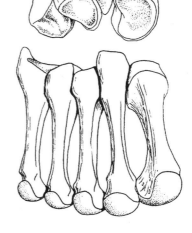

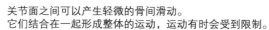

关节面之间可以产生轻微的骨间滑动。
它们结合在一起形成整体的运动，运动有时会受到限制。

在这个位置，各关节形成的主要的运动为跖屈与背屈。
各关节的运动幅度存在着差异，按第2、3、1、4、5趾的顺序依次增大。

第2趾骨（微动），是足旋前与旋后的运动轴。

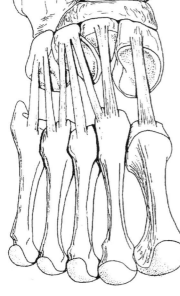

关节囊固定住各关节，相邻的**关节囊**是相通的。
还有许多小**韧带**对关节进行加固，同时也是骨之间的连接。

该图中所示的韧带为足背的韧带。

277

跖趾关节
(*articulatio metatarsophalangea*)

该关节把各跖骨头与各趾的近节趾骨底连接在一起，在足前部形成五根射线状骨柱。它的关节面呈髁状，这样关节能在三个基本面（见8～10页）内运动：

背屈运动幅度更大（跖骨背侧的软骨更发达）。

一个完整的步伐，尤其在爬坡或者楼梯时，为了使用足尖攀登，更需要较大幅度的背屈。

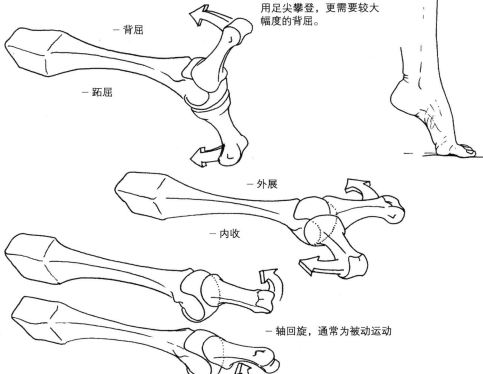

－背屈

－跖屈

－外展

－内收

－轴回旋，通常为被动运动

趾骨间关节
(*articulationes interphalangeae pedis*)

第1段趾骨间关节
（又称为近端）

它使近节趾骨头与中节趾骨底相连接。

它只能做矢状面内的运动：可以做跖屈，但不能做背屈。

第2段趾骨间关节
（又称为远端）

它使中节趾骨头与远节趾骨底相连接。

它只能在矢状面内运动：可做跖屈与背屈。

第一柱骨与第五柱骨的特殊性

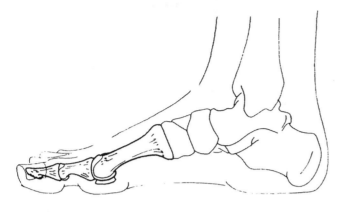

第一柱（踇趾）
- 每块骨都较粗壮；

- 没有中节趾骨，仅有近节
与远节趾骨；

- 第一柱对行走、奔跑起着
非常重要的作用，尤其在趾
行阶段。*

如果第1跖骨不协调的话会使足部
变得不稳定，足尖直立或者长时间
行走时引起正中部位疼痛；

- 两块小骨"籽骨"在跖骨头的软骨上。
它们在第一跖骨头为支撑点时起到减震器的作用。

下面观

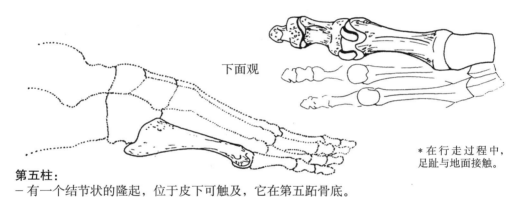

* 在行走过程中，
足趾与地面接触。

第五柱：
- 有一个结节状的隆起，位于皮下可触及，它在第五跖骨底。

跖趾关节与趾骨间关节的关节囊与韧带

这些关节的结构均相同。
它们均被**关节囊**支撑，关节囊
附着于相邻的关节面上。
关节囊又被韧带**加固**。

两条侧韧带：

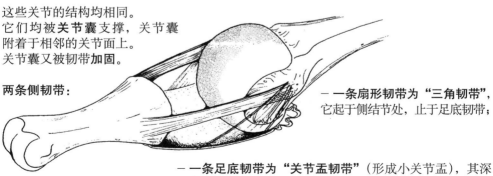

- 一条扇形韧带为"三角韧带"，
它起于侧结节处，止于足底韧带；

- 一条足底韧带为"关节盂韧带"（形成小关节盂），其深
层布满软骨。
由于它的附着点位于关节的联结区域，所以它在跖屈时
呈自身折叠形状。

279

附着在多块骨骼之上的踝部与足部肌肉

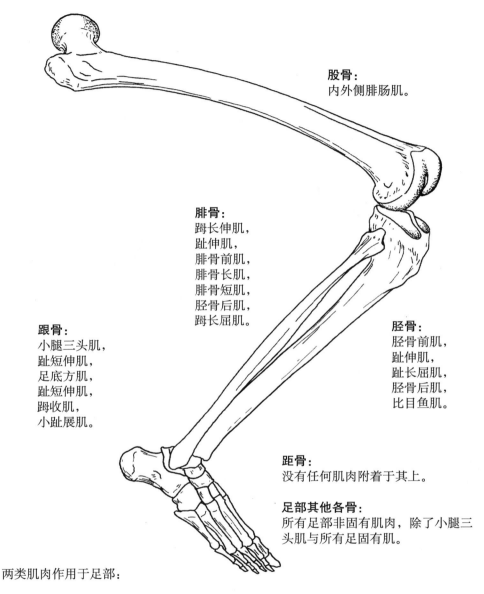

股骨：
内外侧腓肠肌。

腓骨：
蹑长伸肌，
趾伸肌，
腓骨前肌，
腓骨长肌，
腓骨短肌，
胫骨后肌，
蹑长屈肌。

跟骨：
小腿三头肌，
趾短伸肌，
足底方肌，
趾短伸肌，
蹑收肌，
小趾展肌。

胫骨：
胫骨前肌，
趾伸肌，
趾长屈肌，
胫骨后肌，
比目鱼肌。

距骨：
没有任何肌肉附着于其上。

足部其他各骨：
所有足部非固有肌肉，除了小腿三头肌与所有足固有肌。

两类肌肉作用于足部：

– **非固有肌**还附着于足骨外的其他骨
上，比如胫骨、腓骨、股骨（孖肌），
它们均止于足骨。

它们为多关节肌，作用于踝部与足部（腓肠肌作用于膝部）。
它们在踝关节前部或后部经过时，肌腱均是弯曲的；

– 很多**固有肌**为短肌，只附着于足骨上，而且主要在足底。它们构成足底肌群的一部分。

足固有肌

足背面仅有一块固有肌：

趾短伸肌

(*extensor digitorum brevis pedis*)

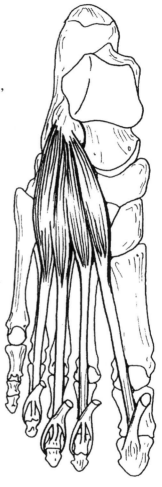

起于跟骨上部（前面），

然后形成四个肌束，

分别通过肌腱延伸，

止于第 1、2、3、4 趾伸肌腱（非固有肌）。

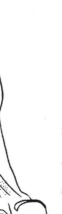

功能：

使第 1、2、3、4 趾背屈，尤其在跗趾处。

强化长伸肌的功能（见 286 页）。

支配神经：胫前神经（第 1 ～ 2 骶神经）

足底固有肌（中部）

足底固有肌分为三组：中部、内侧、外侧。
我们首先观察足中部的肌肉。
虽然这些肌肉分为若干层，但每一幅图中我们只简化为一类肌肉，以便于学习。

骨间肌
（*interossei*）
这些短小的肌肉布满于跖骨间隙。

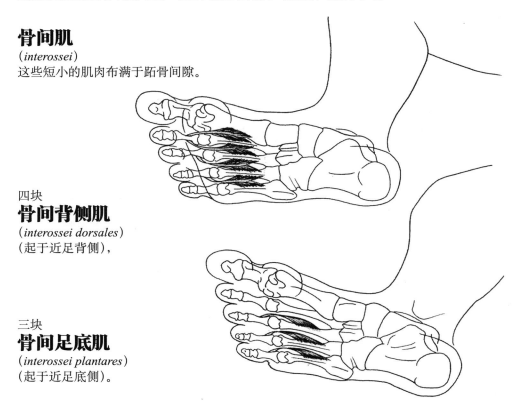

四块
骨间背侧肌
（*interossei dorsales*）
（起于近足背侧），

三块
骨间足底肌
（*interossei plantares*）
（起于近足底侧）。

它们的肌腱止于近节趾骨的以下两个部位
－跖侧：位于底部；
－背侧：位于伸肌腱（此图将这些简化了）。

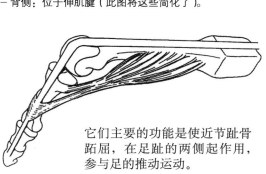

它们主要的功能是使近节趾骨
跖屈，在足趾的两侧起作用，
参与足的推动运动。

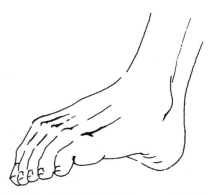

支配神经：足底外侧神经（第 1～2 骶神经）

282

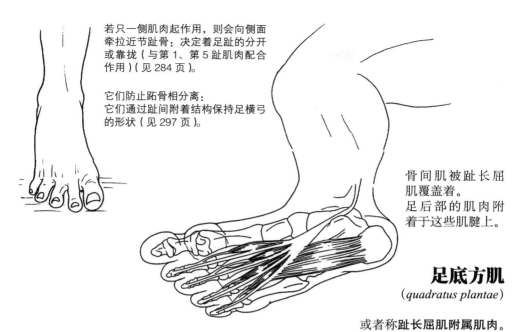

若只一侧肌肉起作用，则会向侧面牵拉近节趾骨：决定着足趾的分开或靠拢（与第1、第5趾肌肉配合作用）（见284页）。

它们防止跖骨相分离：它们通过趾间附着结构保持足横弓的形状（见297页）。

骨间肌被趾长屈肌覆盖着。
足后部的肌肉附着于这些肌腱上。

足底方肌
(*quadratus plantae*)

或者称**趾长屈肌附属肌肉**。
它起于跟骨，然后分为两束集中且附着于趾长屈肌腱上。
功能：以趾长屈肌腱为轴，在矢状面内运动。
支配神经：足底内神经（第1～2骶神经）

趾长屈肌腱的旁侧附着一些小肌肉。

蚓状肌
(*lumbricales pedis*)
它们的肌腱止于近节趾骨底（内侧）。
它们的作用微乎其微，是其他足趾肌肉运动的"调节器"。
支配神经：足底内侧与外侧神经（第5腰神经～第2骶神经）

在足的最浅表部位，我们能找到

趾短屈肌
(*flexor digitorum brevis*)。

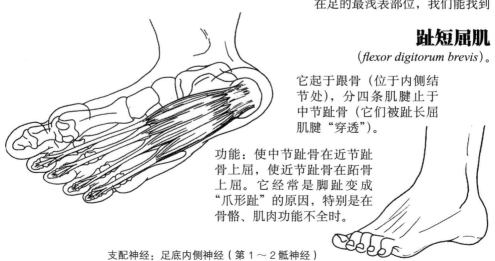

它起于跟骨（位于内侧结节处），分四条肌腱止于中节趾骨（它们被趾长屈肌腱"穿透"）。

功能：使中节趾骨在近节趾骨上屈，使近节趾骨在跖骨上屈。它经常是脚趾变成"爪形趾"的原因，特别是在骨骼、肌肉功能不全时。

支配神经：足底内侧神经（第1～2骶神经）

足底固有肌（内侧）

三块肌肉止于蹈趾近节趾骨，之前经过籽骨。

在最深层：

蹈短屈肌

(*flexor hallucis brevis*)
附着于骰骨与第 2、3 楔骨上，分为两部分，它的两条肌腱止于蹈趾近节趾骨的两侧（底部）。

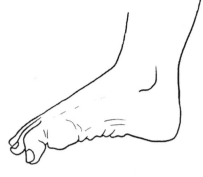

功能：
使近节趾骨在跖骨上跖屈。

支配神经：足底内侧神经（第 5 腰神经～第 1 骶神经）

蹈收肌

(*adductor hallucis*)
分为两束：斜行的收肌起于骰骨，横行的收肌起于第 5、4、3 趾的跖趾关节。它们集结成一条共有肌腱，最后止于蹈趾近节趾骨外侧（底部）。

功能：
使蹈趾近节趾骨靠近其余的趾骨。

若该肌肉功能不全则会导致蹈趾外翻（又称"大脚骨"：蹈趾骨永久性畸形，表现为跖骨内收以及近节趾骨外展）。

支配神经：足底内侧神经（第 5 腰神经～第 1 骶神经）

在最表层：

蹈展肌

(*abductor hallucis*)
附着于跟骨下面的内侧结节上，止于蹈趾近节趾骨的内侧（底部）。

功能：
它可以使蹈趾分开，且使近节趾骨在跖骨上跖屈。它还能主动维护足内侧纵弓，防止蹈趾外翻进一步恶化。

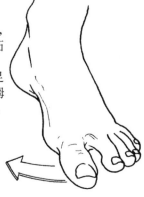

支配神经：足底外侧神经（第 1～2 骶神经）

足底固有肌（外侧）

在外侧我们能看到三块小型肌肉。

小趾短屈肌
(*flexor digiti minimi brevis pedis*)

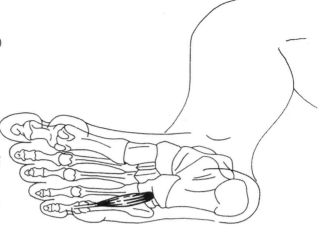

起于骰骨，沿第 5 跖骨行进，
止于近节趾骨跖侧底部。

功能：
在第 5 趾上，使近节趾骨在跖
骨上跖屈。

支配神经：足底外侧神经（第 1～2
骶神经）

小趾展肌
(*abductor digiti minimi pedis*)

附着于跟骨的外侧面（外侧结节），
止于近节趾骨外侧底部。

功能：
使小趾分开，向跖骨跖屈。维持足弓
（内侧弓，见 296 页）。

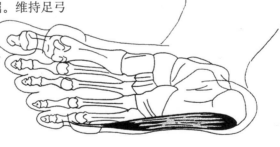

支配神经：足底神经外侧（第
1～2 骶神经）

小趾对跖肌
(*opponens digiti minime pedis*)

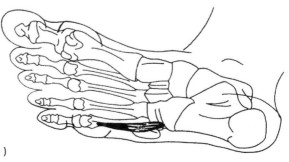

起于骰骨，止于第 5 跖骨体外侧。

功能：
使第 5 跖骨向其余各跖骨移动，
并阻止足前部展开。

支配神经：足底外侧神经（第 1～2 骶神经）

足非固有肌

足非固有肌（前部）

从前面看，小腿骨的前部有三块较长肌肉。它们的肌腱在踝关节前弯成肘形，由韧带"索"固定：跗前环韧带。

蹈长伸肌
(*extensor hallucis longus*)

胫骨前肌
(*tibialis anterior*)

附着于胫骨外侧面上。

其肌腱向下部略偏向内侧走行，止于第1楔骨（内侧）与第1跖骨。

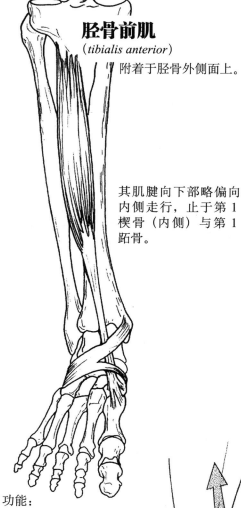

附着于腓骨内侧面（中部）。

其肌腱向内下方走行，

沿着足的上面

止于蹈趾远节趾骨底。

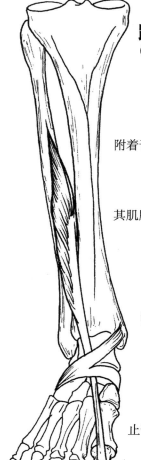

功能：使足在踝关节处伸（背屈）和伸蹈趾，为旋后肌。

支配神经：胫前神经（第4腰神经～第1骶神经）

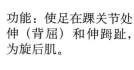

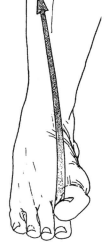

功能：
使足背屈，它是此运动中最有力的肌肉。
通过牵拉足的中部使足内侧缘上升。
所以它为旋后肌。

支配神经：坐骨神经腘外侧（第4腰神经～第1骶神经）
　　　　　胫前神经（第4腰神经～第1骶神经）

趾长伸肌
(*extensor digitorum longus*)

趾长伸肌附着于腓骨内侧面（上部）。

在伸肌腱上，附有足部小肌肉：
- 趾短伸肌（见 281 页）；
- 骨间肌（见 283 页），
使伸肌的功能更加完善。

腓骨前肌

有时候该肌肉是不存在的。
它起于腓骨内侧面（下部），止于第 5 跖骨上。

它有一条肌腱，

在脚部分为四束。

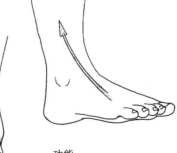

每束各行至第 2 、 3 、 4 、 5 趾骨上，

之后止于三个部位：
- 中间带止于中节趾骨；
- 两条侧带止于远节趾骨。

功能：
抬高第 2 、 3 、 4 、 5 趾（足背屈）。
它主要作用于近节趾骨（为"爪状趾"的主要成因之一；使足与踝关节背屈）。

支配神经：胫前神经（第 4 腰神经～第 1 骶神经）

功能：
使足背屈。
抬高足外侧缘，引起外翻。

支配神经：胫前神经（第 5 腰神经～第 1 骶神经）

287

足非固有肌（外侧）

在小腿外侧面上，有两块肌肉附着于腓骨上：

腓侧肌

腓骨短肌

(*peroneus brevis*)
附着于腓骨下部。
其肌腱在外踝处弯曲呈肘形，之后沿跟骨外侧面，经过腓骨结节上方，止于第5跖骨底结节处。

腓骨长肌

(*peroneus longus*)
附着于腓骨上，位于腓骨短肌上方。

其肌腱在以下三处弯成肘形：

– 外踝后部；
– 腓骨结节下面；
– 骰骨外侧缘旁边（一个小切迹上，见273页）。

然后它滑至骰骨下方的沟内，止于足下面第1跖骨底与第1楔骨处。

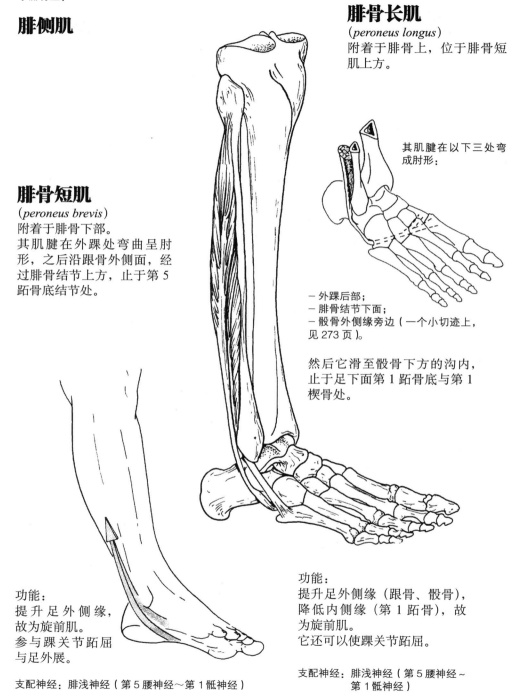

功能：
提升足外侧缘，故为旋前肌。
参与踝关节跖屈与足外展。

支配神经：腓浅神经（第5腰神经～第1骶神经）

功能：
提升足外侧缘（跟骨、骰骨），降低内侧缘（第1跖骨），故为旋前肌。
它还可以使踝关节跖屈。

支配神经：腓浅神经（第5腰神经～第1骶神经）

288

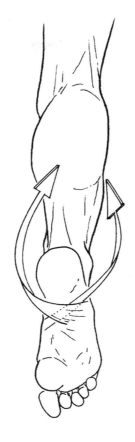

腓骨长肌与胫骨后肌形成一个交叉肌腱，它经过足中部下方，维持此处足弓稳固，阻止足前部分散开。

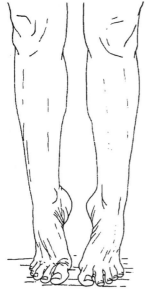

足部支撑时，我们看见两块腓骨肌肉维持足部的稳固，防止它向外失去平衡（尤其是单足支撑时）。

这种作用在我们用足尖维持平衡时更明显。

这些肌肉也维持着踝关节的稳固（见 295 页）。

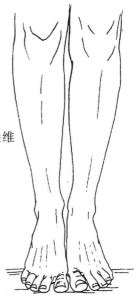

足非固有肌（后部）

小腿的后部肌群非常重要。它分为两层，深层肌群由三块并排位于胫骨、腓骨后面的肌肉组成。

趾长屈肌
(*flexor digitorum longus pedis*)

胫骨后肌
(*tibialis posterior*)
起于胫骨后面（外侧）与腓骨后面（内半侧）。

起于胫骨后面内侧，汇成一条肌腱，经过胫骨杵后部与内踝，之后紧挨跟骨内侧面，沿载距突缘走行。

其肌腱经过内踝后部且在此处弯成肘形，紧贴跟骨内侧面，行于载距突之上，最后止于足舟骨粗隆和3块楔骨。

从下方观察足，方能看见它的止点：肌腱分成四束，分别行向第2、3、4、5趾，止于远节趾骨。

功能：
使远节趾骨跖屈，引起其他趾骨的运动。

同时也使足跖屈、旋后与内收，这些运动由足底方肌配合完成。

功能：
在足中部与后部，做旋后与内收运动并且参与跖屈，在维持踝关节稳固中起到一定的作用（见295页）。

胫骨后肌腱与腓骨长肌腱在足下方交叉，且它们共同维持足中部的稳固（见289页）。

支配神经：坐骨神经腘内侧（第1～3骶骨）

支配神经：坐骨神经腘内侧（第4～5腰神经）

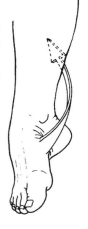

姆长屈肌
(*flexor hallucis longus*)

这块肌肉附着于腓骨的后面。

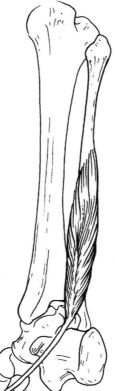

下部汇成一条肌腱，经过胫骨杵后部，

然后在距骨后部沟内经过。

沿跟骨内侧面行于载距突之下，止于姆趾远节趾骨。

功能：

使远节趾骨在近节趾骨上跖屈，近节趾骨在跖骨上屈。
参与足跖屈与内收。

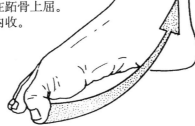

其作用在行走时显现，在足未完全离开地面时产生向前的驱动力。

它在足尖支撑时起到非常重要的维持稳定作用，姆趾的推动作用调整了身体前部失衡的状态。它在保持踝关节稳定中也起到了一定作用（见 295 页）。

支配神经：坐骨神经胫内侧（第 1～3 骶神经）

291

小腿后部肌群的浅层由一块肌肉构成：

小腿三头肌

(*triceps surae*)

为小腿上最有力的肌肉，由三个肌腹（"头"）组成，走向同一个止点：**跟腱**（*tendo achillis*）。

跟腱附着于跟骨的后面。

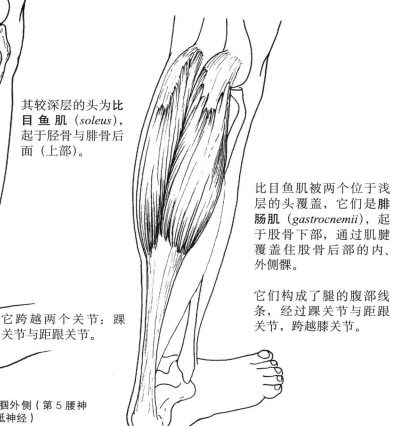

其较深层的头为**比目鱼肌**（*soleus*），起于胫骨与腓骨后面（上部）。

比目鱼肌被两个位于浅层的头覆盖，它们是**腓肠肌**（*gastrocnemii*），起于股骨下部，通过肌腱覆盖住股骨后部的内、外侧髁。

它们构成了腿的腹部线条，经过踝关节与距跟关节，跨越膝关节。

它跨越两个关节：踝关节与距跟关节。

支配神经：坐骨神经腘外侧（第 5 腰神经～第 2 骶神经）

支配神经：坐骨神经腘外侧（第 1～2 骶神经）

小腿三头肌的功能：
肌肉整体收缩使跟骨在距骨下跖屈，并有内翻的倾向，*

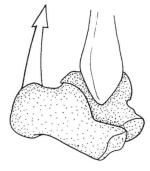

同时它也间接地使距骨跖屈。

实际上，第二种运动比第一种更为明显（关节的运动能力更大）。

* 为什么会内翻？
因为它与距跟关节的关节面相连接。
内收、旋后与跖屈互相协调
（见 271 页）。

292

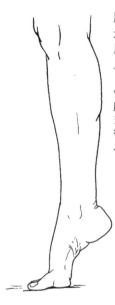

腓肠肌参与膝关节的屈运动。
所以，它们对膝部与足后部起着连接作用。

它们作用于足后部的力度与膝关节屈的程度相关：
当膝关节过度屈时，它们变得松弛，从而降低了作用于足的有效性。

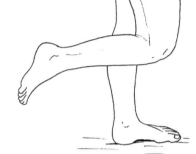

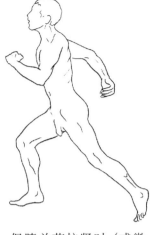

但膝关节拉紧时（或微屈），它们变得紧张，作用便因此增强（例如：图中为出发或跑动中的驱动姿势）。

小腿三头肌可保持足尖踮立姿势。它们仅作用于足的后部，且一块肌肉单独作用不能完成这个动作。

若腓肠肌与腘绳肌腱协同作用于支撑身体的下肢，那它们对该下肢膝关节的作用是相反的。
事实上，它们因为牵拉分力相加，成为膝关节伸肌（倘若足处于不受力状态，它们则为屈肌）。

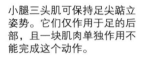

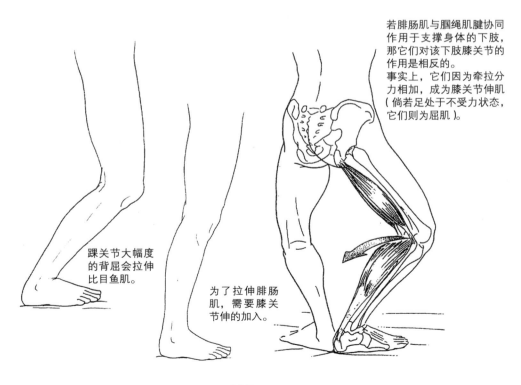

踝关节大幅度的背屈会拉伸比目鱼肌。

为了拉伸腓肠肌，需要膝关节伸的加入。

运动中肌肉对踝关节的作用（足非固有肌）

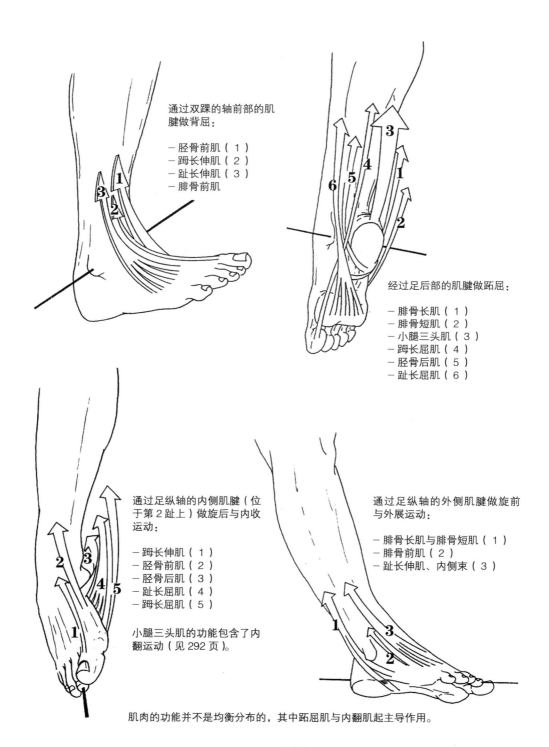

通过双踝的轴前部的肌腱做背屈：

- 胫骨前肌（1）
- 踇长伸肌（2）
- 趾长伸肌（3）
- 腓骨前肌

经过足后部的肌腱做跖屈：

- 腓骨长肌（1）
- 腓骨短肌（2）
- 小腿三头肌（3）
- 踇长屈肌（4）
- 胫骨后肌（5）
- 趾长屈肌（6）

通过足纵轴的内侧肌腱（位于第2趾上）做旋后与内收运动：

- 踇长伸肌（1）
- 胫骨前肌（2）
- 胫骨后肌（3）
- 趾长屈肌（4）
- 踇长屈肌（5）

小腿三头肌的功能包含了内翻运动（见292页）。

通过足纵轴的外侧肌腱做旋前与外展运动：

- 腓骨长肌与腓骨短肌（1）
- 腓骨前肌（2）
- 趾长伸肌、内侧束（3）

肌肉的功能并不是均衡分布的，其中跖屈肌与内翻肌起主导作用。

肌肉的功能带来踝关节的稳定性

背屈时，距骨滑车被很好地嵌套在胫骨与腓骨构成的扳手状结构内。

但是在264页我们已经看到，跖屈时，在扳手状结构中滑车外仍有很多"空隙"。

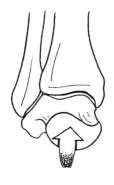

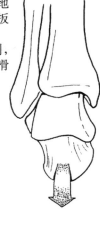

踝关节通过肌肉来维持其稳固性，效果是双重的：

1）扳手状结构改变形态

腓骨降低。
这源于四块肌肉的作用：
－腓骨长肌与腓骨短肌；
－踇长伸肌；
－胫骨后肌；

一方面，它们都向下方运动；另一方面，腓骨通过肌肉的牵拉而处于紧张状态，它的曲度发生变化并伸长。

腓骨踝下降增强了关节面的嵌套能力：

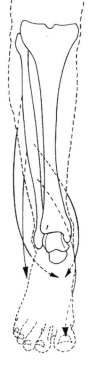

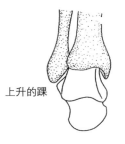

上升的踝　　　　　　下降的踝

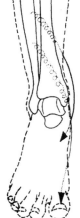

2）扳手状结构夹紧滑车

－踇长伸肌与胫骨后肌把两骨夹紧；

－腓骨的下降拉紧腓骨与胫骨下部的韧带。

韧带的这种紧张状态使两骨又被动靠拢。

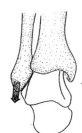

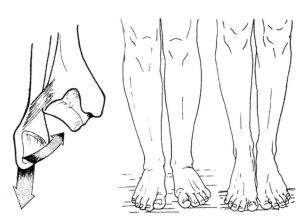

主动跖屈时肌肉保持关节的稳定性（例如：踮脚时）。

足弓

足弓外形如同拱顶，由三块弓支撑（更确切地说像是"屋架"*），依靠在三个支撑点上。

足弓是具有柔韧性的板状结构，它具有减压的作用，可以根据地面调整形态。

直立时，身体重量分配于三个支撑点上：

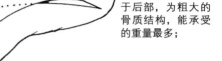

－跟骨后结节，位于后部，为粗大的骨质结构，能承受的重量最多；

－外前部，第 5 跖骨头，它为细长的骨质结构，所以只能承受很轻的重量；

－内前部，第 1 跖骨头，几乎承受其他所有的重量。

这三点共同组成一个三角支架。
各弓由韧带、肌肉等"调紧装置"支撑和固定。

内侧纵弓
由以下结构组成：
－ 跟骨
－ 距骨
－ 足舟骨
－ 3 块楔骨
－ 内侧 3 块跖骨

它们由以下韧带维持：
－ "队列状"距跟韧带
－ 跟舟足底韧带
－ 楔舟足底韧带与楔距韧带

由以下肌肉支撑：
－ 蹈收肌
－ 胫骨后肌
－ 腓骨长肌（图中不显示）
－ 蹈长屈肌，有三个作用：
　　－ 拉紧足弓，使之如弓弦（1）
　　－ 通过载距突下的屈运动支撑跟骨（2）
　　－ 通过其滑动向后的肌腱支撑距骨（3）

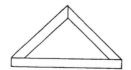

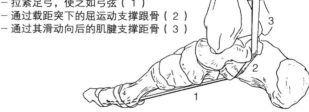

*屋架，在建筑上指的是三角形的支撑结构。其顶部承受的负荷产生压应力（在上部）及拉伸应力（在下部，称为拉力构件）。因此，下部结构相对具有的弹性使得它能承受很大的负荷。

外侧纵弓

它低于内侧纵弓。
它在足部骨骼上可见，但是从足部外表是看不到的，它的弓内填充着软组织。

它由以下结构组成：
－跟骨
－骰骨
－第 5 跖骨

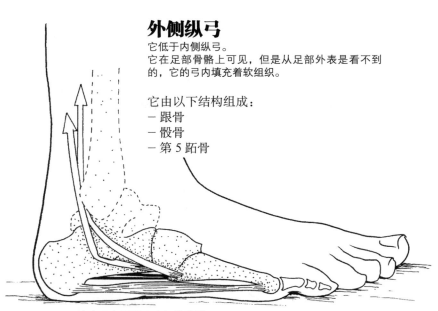

它由两条跟骰足底韧带维持，
足底长韧带非常有韧性。

外侧纵弓由以下肌肉固定：
－腓骨短肌
－腓骨长肌，具有双重作用：
　　－通过在腓骨结节下的屈运动支撑跟骨；
　　－支撑骰骨。

横弓

它在跖骨正中尤为明显可见。
此图通过索带将它表现出来。
在足中部，横弓内侧（足舟骨）
高于外侧（骰骨）。

固定横弓的肌肉：

－踇收肌横束　　　－骨间肌，它"压　　　－足后部的腓骨长肌与
　　　　　　　　　　缩"跖骨间的空间　　　　胫骨后肌

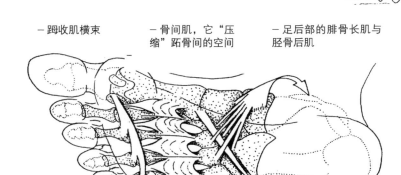

行走过程中踝关节及足部肌肉的作用

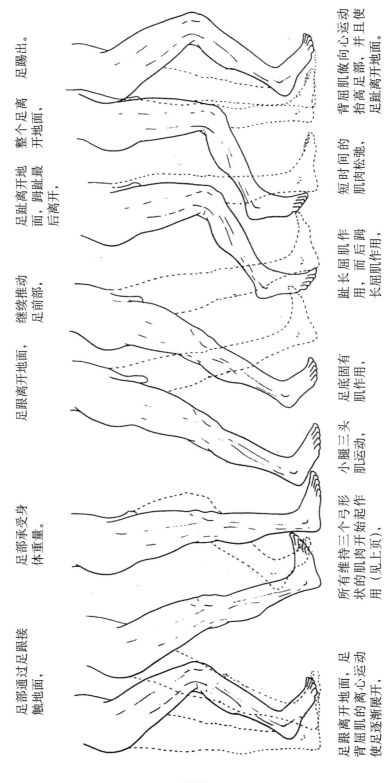

足跟离开地面，足背屈肌的离心运动使足逐渐展开，

所有维持三个弓形状的肌肉开始起作用（见上页），

足部承受身体重量。

足部通过足跟接触地面，

足跟离开地面，

足底固有肌作用，

小腿三头肌运动，

足跟离开地面，足趾离开面，跗趾最后离开，

足趾离开地面，跗趾离开，整个足离开地面，

趾长屈肌作用，而后跗长屈肌作用，

短时间的肌肉松弛，

继续推动足前部，

背屈肌做向心运动抬高足部，并且使足趾离开地面。

背屈肌作用，足踢出。

298